眼科医が説く

人生100年時代を健康に生きるための目の知識

幸せ目カニズム

塚原正彦
TSUKAHARA MASAHIKO

幻冬舎MC

幸せ目カニズム

眼科医が説く人生１００年時代を
健康に生きるための目の知識

はじめに

現代は「目」にとって受難の時代です。

身の回りにはスマートフォン（スマホ）をはじめ、パソコン、タブレット端末などのデジタルデバイスがあふれ、人々はそれらを長時間見ています。スマホを長時間使用することで、20代でも老眼のようになる「スマホ老眼」という現代病まで生まれました。

こうした現代生活で近視が急増し、世界的な問題になっています。２０５０年には予測される世界人口の半数に当たる約50億人が近視になり、そのうち約10億人が失明リスクにさらされると試算され、「近視パンデミック」と呼ばれています。

また、超高齢社会を迎えた日本では、年齢とともに緑内障や加齢黄斑変性などが増加しているという問題もあります。これらは常に失明原因の上位に挙がる病気です。

ほかにも年齢を重ねればほぼすべての人に起こる「白内障」の治療にも問題があります。白内障手術は目覚ましく進歩したものの、医師とのコミュニケーション不足を含めたさまざまな要因により、手術自体は成功しても不満を抱く人が多くなっているのです。

このように現代人にとって「目」の健康リスクは身近な問題ですが、実はこれらはしっかりと「知識」を身につけていれば避けることができます。

私は眼科医として、白内障手術を専門に数多くの手術を手掛けてきました。初めは大学病院で研究や手術を行っていたのですが、父の急逝に伴って実家の眼科医院を継ぐことになりました。新しい院長として医院の在り方を模索する中で、まずは経営理念の見直しに取り組むことにしました。

そして掲げたのが「医療を通し幸せを創造する」という理念です。

医療の本質を表す言葉としてホスピタリティがあります。一般的には「おもてなし」と訳されますが、これは一方向のサービスではありません。私たちが提供する医療によって患者が幸せになり、その喜びや感謝が医療従事者に返ってくる――この相互関係こそが、真の「おもてなし」なのです。このような相互作用の積み重ねによって、より良質な医療が生まれるものと信じています。

また、私たちが目指す医療とは、単に受診された方の病気を治すだけではありません。眼ドックなどによる病気の早期発見・早期治療や目の健康維持、そしてアンチエイジングへの積極的な介入も重要と考えています。

目を通し幸せを創造していくためには、まずより多くの人々に目に対する関心を高めてもらい、目についての正しい知識を得てもらうことが必要なのです。

そこで本書では、眼病予防や白内障・緑内障の治療に関する知識など、目に関する幅広い情報を詰め込みました。それぞれの病気に関しては多くの書籍が出ていますが、これらをあえて一冊にまとめ、眼科医として読者に知っておいてほしい重要なエッセンスを紹介しています。

目の健康を通した幸せを手に入れるために、本書が役立てば幸いです。

目次

第2章 眼ドックと目のアンチエイジング QOLを高めるために今から始めたい眼病予防

第3章　60代以上の8割がかかってしまう白内障 後悔しない白内障手術で目を若返らせる

第4章　緑内障・病的近視・加齢黄斑変性……失明の恐れがある目の病気とその治療法

第5章 生活の質は目の健康から生涯クリアな視界で人生を謳歌《おうか》する

第1章

人生100年時代
目の健康が生活の質を
大きく左右する

人は「目」からの情報が8割

私たちの感覚器官、いわゆる目、耳、鼻、皮膚などは、人が外界からの情報を得るための窓口です。中でも目は特に重要で、得ている情報が圧倒的に多いとされています。ある研究によると人間が受け取っている情報のうち、視覚から得られるものは83％、聴覚からは11％、嗅覚からは3・5％、触覚からは1・5％、そして味覚からはわずか1％にすぎないということが示されました（『産業教育機器システム便覧』）。このデータは、私たちが取り込む情報の大部分、つまり8割以上は視覚を通じて脳に伝わっていることを意味しています。

視覚が大事であるということは、私たちの日常生活でも容易に実感できます。目の病気や視力の低下によって視覚情報が制限されると、取り込める情報の量が減り、その質も低下します。情報源がインターネット、スマホ、テレビ、紙媒体の記事や書籍などであっても、視覚を通じて得る情報が圧倒的に多いことはいうまでもありません。

耳から得る情報でさえ、視覚の補助によって強化される場合があります。例えば最近のテレビ番組では音声だけでなく、主要な部分をテロップとして表示し、視覚からも情報を追加することで視聴者に対して確実にメッセージを伝える工夫がなされています。これにより情報の理解が深まり、伝達がより効率的になるのです。

私たちが何かものを１つ買うにしても、視覚に大きく依存しています。まず目で外観を確認し、商品説明を読んで内容を把握します。生鮮食品であれば匂いや手触りなども重要ですが、その鮮度や傷み具合などの確認で最も頻繁に使用しているのはやはり視覚です。

さらに私たちが身の安全を守るためにも、視覚はとても重要です。歩行中や車の運転中に危険を察知するためには、まずは目でしっかりと周囲を確認することが欠かせません。耳で車の接近音やクラクションを聞くこともできますが、目による確認がなければ、危険を適切に回避することは困難になってしまいます。視覚に問題が生じて視界がぼやけたり、視野が狭くなったりすることで、外界からの情報を取り込みにくくなって、外出するのも大変になってしまうと、生活の質（ＱＯＬ）に大きな影響を与えることになります。

視覚が失われるということは、情報の取得能力や生活の質に直結するリスクになります。視力の維持と目の健康を守ることが、私たちの生活を豊かで安心・安全なものに保つためにとても重要な要素になるのです。

いっこうに高まらない目に対する健康意識

日々さまざまな情報を得る重要な役目を果たしている「目」ですが、そんな目に対する健康意識はその重要性に比して低いといわざるを得ません。

日本眼科学会と日本眼科医会および関連団体からなる日本眼科啓発会議では、2021年に40歳以上の人を対象に「目の健康に関する意識調査」を行っています。それによると、「現在健康面で不自由を感じていること」「今後健康面で心配が増えると思うこと」では目（視覚）に関することが上位になっており、約半数を占めています。

ところが、「普段から健康維持などに努めていること」では、目（視覚）に関する

目の健康に関する意識と行動

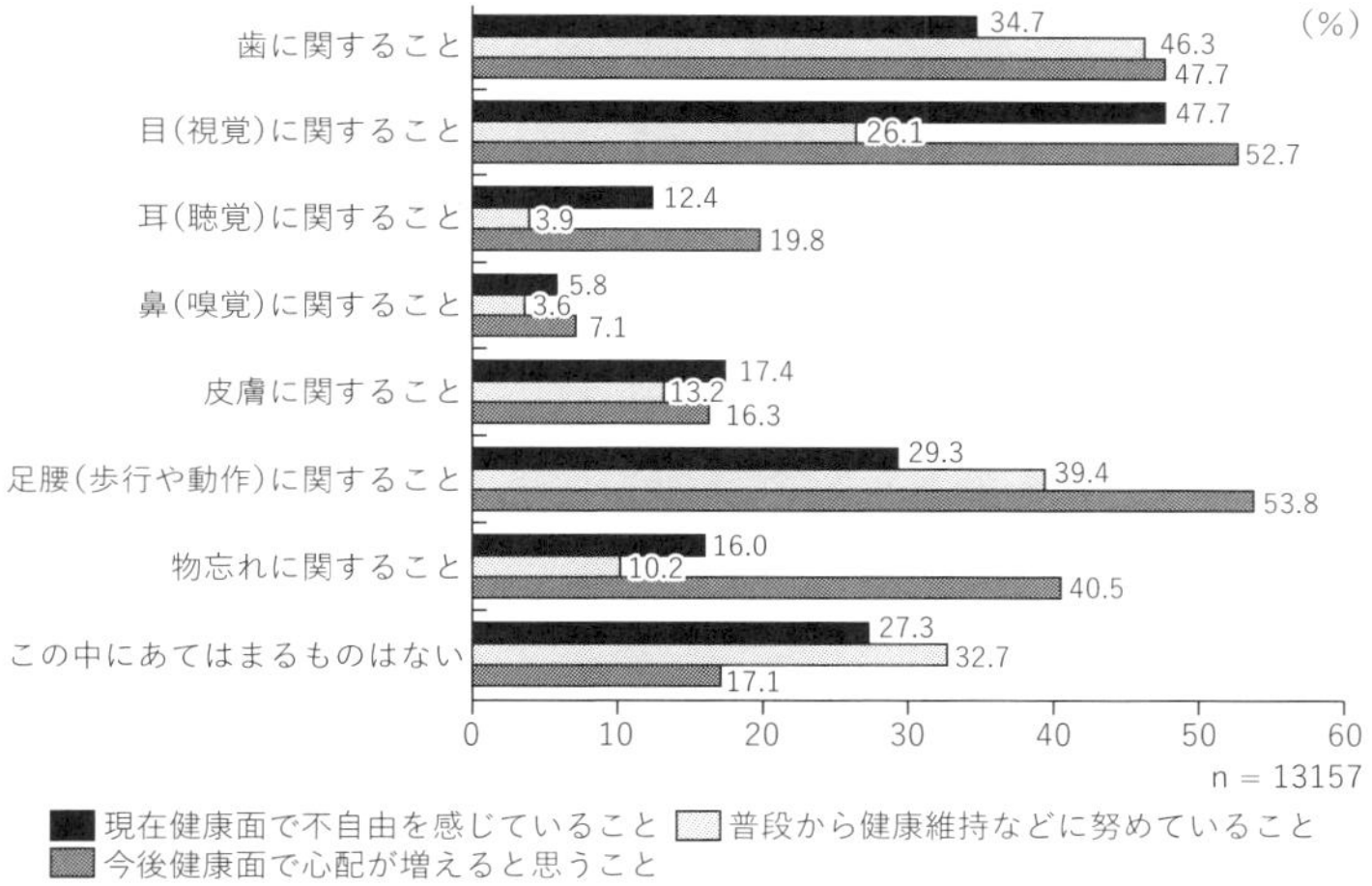

出典：日本眼科啓発会議「目の健康に関する意識調査」2021年

ことは、歯や足腰に関することより低くなっており、約26%にとどまっています。つまり、現在、目のことで困っており、今後も困ると思いながらも、目の健康維持や病気予防に努めている人は少ないという結果が出ているのです。

日本における視覚障害者数は約１６４万人と推定されており、そのうち約18・8万人が失明者、約１４５万人がロービジョン者です。ロービジョン者とは、失明には至らないものの生活に支障をきたす視覚障害のある人のことです。そして、中途失明原因の多くは網膜と視神経の病気で占められています。

多くの人は目が見えることを当たり前だと考えがちですが、これだけ多くの視覚障害者がいる現実を見ると、決して「見えて当たり前」とはいえません。自分は大丈夫だろうと思っていて目の病気の治療が遅れ、失明やロービジョンとなった人も多数います。そのときになってから「目の健康にもう少し気を配ればよかった」と思っても視力は戻らないのです。

失明直前に駆け込んでくる患者たち

目の健康意識の低さは、毎日のように患者と接している私たち眼科医にとって大きな課題でもあります。「視野の一部がかすみ始め、気づいたら見える範囲が狭くなっていた」「視界の中心がゆがんできて、やがてほとんど見えなくなってきた」、このような経過から、眼科を受診した頃には時すでに遅し。すでに重度の視力低下や失明に陥る直前の人があとを絶ちません。

日本人の失明原因

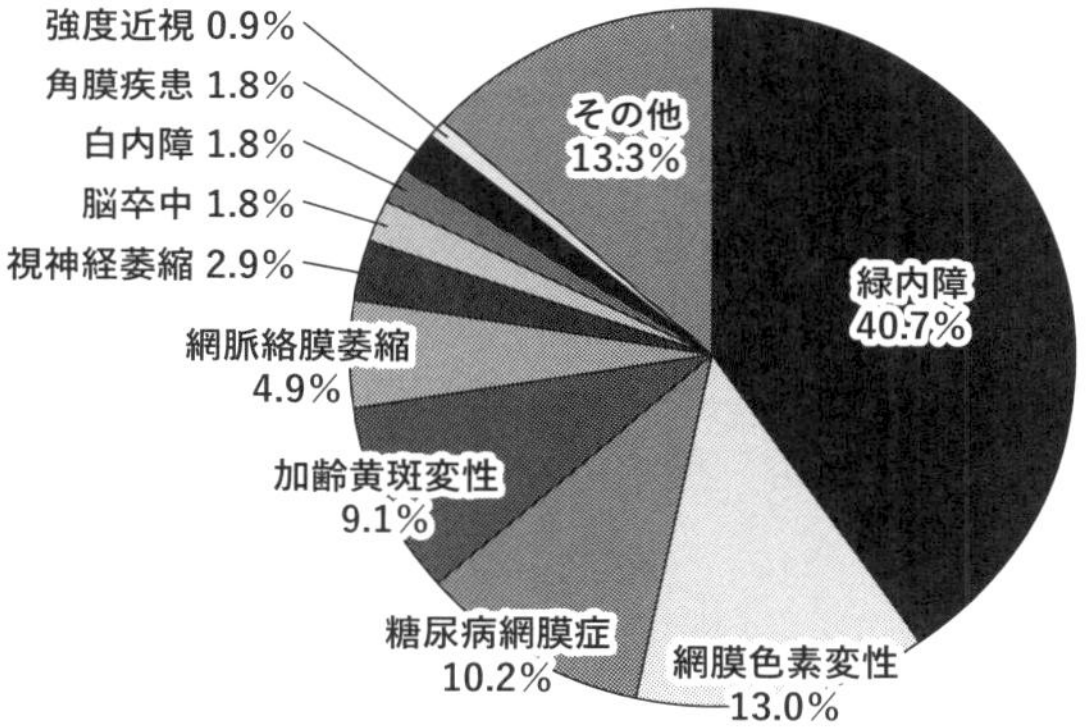

日本全国で新規に視覚障害認定を受けた18歳以上を対象に、年齢、性別、原因疾患などを調べた。全国161の福祉事務所のすべてから回答を得て、そのデータを解析した結果を発表。

出典：Japanese Journal of Ophthalmology|Published:17 April 2023 Volume67,pages346-352,(2023)

ＷＨＯ（世界保健機関）によると、現在、世界の失明者は約４５００万人おり、最大の原因は白内障、次いで緑内障です。世界で失明する人の多くは発展途上国の眼科医がいない地域で暮らしており、本来は治療可能にもかかわらず、失明に至るケースが多数あると考えられています。

世界全体の失明率は０・７％で、先進国では０・３％となっています。日本は世界的に見ると失明の少ない国で欧米の半分ぐらいの割合ですが、それでも失明する人があとを絶たないのが現状です。私のクリニックでも、失明寸前で駆け込んでくる人は毎年一定数います。

岡山大学学術研究院医歯薬学域（眼科学）の森實祐基教授らと、鹿児島大学大学院医歯学総合研究科（眼科学）の坂本泰二教授らの研究グループは、厚生労働省の事業の一環として2019年度に視覚障害の実態の全国調査を行いました。この調査によると、日本人が失明する原因疾患の第1位は緑内障で40・7％、第2位は網膜色素変性で13・0％、第3位は糖尿病網膜症で10・2％、第4位は加齢黄斑変性で9・1％、第5位は網脈絡膜萎縮で4・9％となっています。

失明やそれに近い状態になると、自分自身の生活が困難になってQOLが低下することはいうまでもありませんが、家族など周囲の人や社会に与える損失も大きなものがあります。

日本眼科医会では、「視覚障害がもたらす社会損失額、8・8兆円!!」という資料を発表しています。視覚障害から生じる生産性やQOLの低下をさまざまな側面から試算したものです。視覚障害者は今後増えていき、2030年には202万人に達すると推測されています。

実際に視覚障害があると、視覚に問題がない場合に比べてさまざまなリスクが高まります。日本眼科医会の発表によると、視覚に問題がない場合に比べ、予期しない転倒は1・43〜2・3倍、転倒による股関節骨折は1・5〜8・4倍、うつは3・5倍起こりやすくなります。さらに、視覚障害があると死亡リスクが2・3倍上昇すると報告されています。

眼科の医学的進歩は目覚ましく、最先端技術を取り入れた高性能の検査機器や手術機器、高度な技術などが開発されています。しかし、どんなに医療が発展しても、患者が眼科に来てくれなければその力は発揮できません。失明やそれに近い状態になる人を減らすには、まず目を守るための知識を備えてもらう必要があります。これが失明する人を減らすための大きな課題です。

深刻な目の老化――アイフレイル

最近、「フレイル」という言葉をよく聞くようになりました。フレイルとは、加齢によって体や脳が衰えた状態のことで、健康な状態と要介護状態の中間の段階を指します。体や脳の機能が衰えてはいるけれども、対策を行えば健常な状態に戻れる段階がフレイルです。

フレイルという言葉は全身を対象としていますが、ここから派生して歯や口の機能が衰えた状態のことをオーラルフレイルと呼んでいます。同じように、加齢による目の機能低下を指すのがアイフレイルです。アイフレイルは、「加齢に伴って目が衰えてきたうえに、さまざまな外的ストレスが加わることによって目の機能が低下した状態、また、そのリスクが高い状態」を意味しています。

この言葉は、日本眼科啓発会議によって考案され、目の健康寿命を延ばすという目的で広めています。超高齢社会の中で、加齢による目の病気も増えているのが現状です。

年を重ねるにつれて、目は構造的に衰えてきます。そこに目の酷使やケア不足、紫外線といった目への負担を増す要因が加わると、本格的な視機能の障害が出やすくなります。目の病気は、初期は無症状であることが多いのですが、次第に見えづらさが自覚されるようになります。その状態を放置していると、さらに視機能の衰えが進みます。その結果として重度の障害に陥ると、回復は難しくなります。

目の健康が人生１００年時代を左右する

２０２３年の日本人の平均寿命は、男性は81・09歳、女性は87・14歳です。また、センテナリアンと呼ばれる１００歳以上の長寿者は9万人を超えています。今後も、１００歳を超えて生きる人は増え続けると予測され、「人生１００年時代」を前提に人生設計を考える必要があります。

それを考えると、目の病気の予防や進行阻止、それに認知機能の保持はますます重要です。年を重ねても活動的に生きるためには、よく見える目が重要であることはい

白内障手術で抑うつ、認知機能が改善

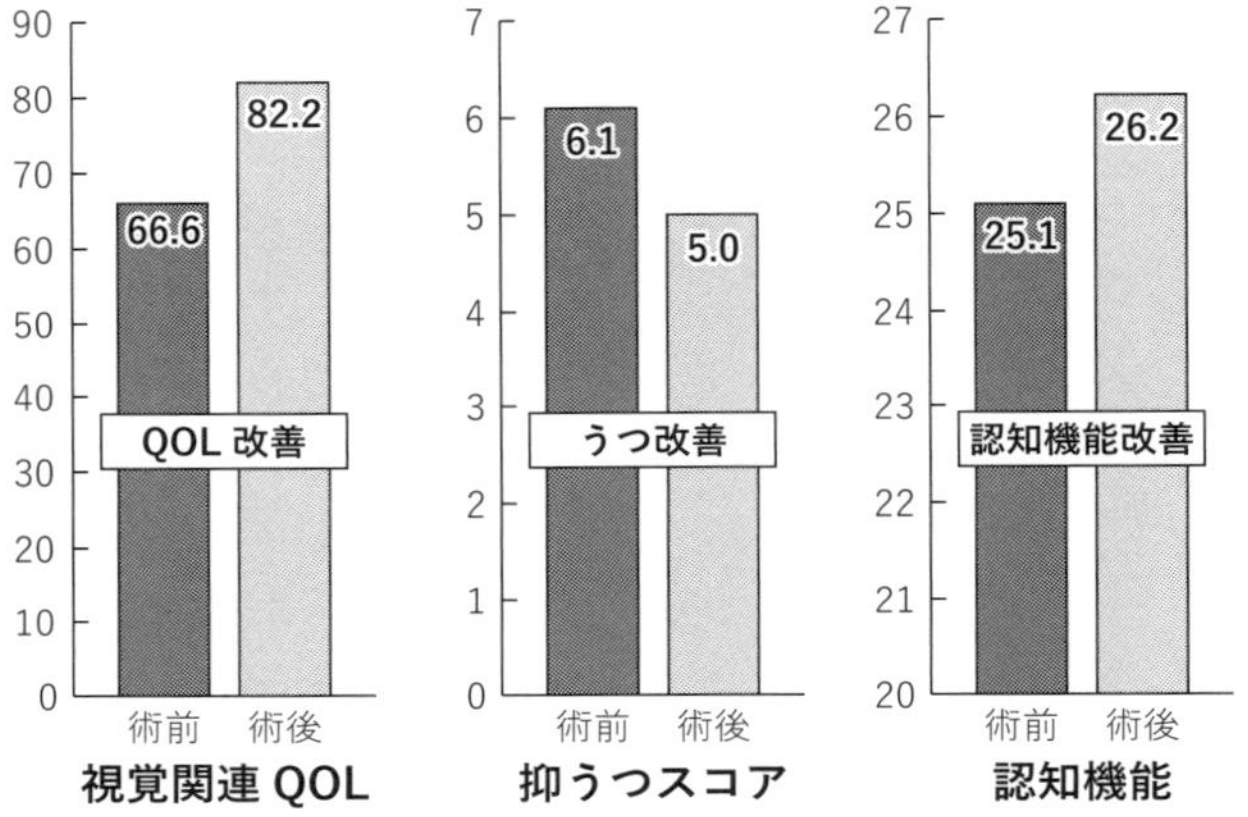

出典：Am J Ophthalmol. 2008 Sep;146(3):404-9.

うまでもありませんが、ほかにも長寿時代と目の深い関係があります。

目の見え方はうつや認知機能低下のリスクも大きく左右することが分かっているのです。上の図は、白内障の手術を受けた患者を対象に、受ける前と受けたあとでどのくらい視覚関連のQOLおよびうつや認知機能のスコアが変わったかを示しています。この研究では、白内障の両目手術を受けた102人の患者（平均年齢75・3歳）を対象に、手術前と手術2カ月後の視覚関連QOLと抑うつスコア、認知機能テストの結果を比較しています。

その結果、白内障手術で視機能を回

復させると、視覚関連ＱＯＬと認知機能は有意に（統計的に意味があるレベルで）改善し、抑うつスコアも改善傾向が見られました。

白内障は一つの例ですが、目がよく見えない状態だとどうしてもうつや認知症のリスクが高まります。一方、治療してよく見えるようになると、うつや認知症のリスクが減るとともに快活になって会話も増えるのですから、両者のＱＯＬには大きな違いがあります。

人生１００年時代の今、高齢になってもよく見える目で過ごし、うつや認知症を防ぐとともに生き生きと暮らすことが重要です。しかし、こういったこともあまり広くは知られていないために、白内障の手術にも二の足を踏んで、治療が遅れてしまう人が少なくありません。

このように現代人はさまざまな目の危機にさらされています。目を通じての幸せづくりは、まずはそうした現状を知ることから始める必要があります。

第2章

眼ドックと
目のアンチエイジング
ＱＯＬを高めるために
今から始めたい眼病予防

目の病気の予防に役立つ点滴療法

目の健康を保つには、何よりも目の病気の予防と早期発見が重要です。予防の可能な病気はできるだけ予防に努めたうえで、そのほかの病気はできるだけ早く見つけて適切な治療や進行を抑える処置をすることで、生涯、よく見える目を保ちやすくなります。

そのために意識したいのが目のアンチエイジングです。

アンチエイジングといえば、肌などの美容を真っ先に思い浮かべる人が多いと思いますが、同時に病気の予防効果があることをご存じでしょうか。

目のアンチエイジングは、視力や視機能を若々しく保つだけでなく、加齢が大きく関わる白内障、緑内障、加齢黄斑変性といった目の病気の予防や進行抑制にも効果が期待されています。

点滴療法の主目的は目のアンチエイジングや目の病気の予防・抑制ですが、血中に直接投与できるので全身に素早く作用し、肌や全身のアンチエイジングにも役立ちます。目と全身のアンチエイジングは相互に関係しているので、当然、どちらにも効果が期待できます。実際、サプリメントとともに点滴療法へ期待が集まっています。私のクリニックで行っている主な点滴療法（３大点滴療法）を紹介します。

●超高濃度ビタミンC

ビタミンCは、老化の主犯格とされる活性酸素を取り除く抗酸化物質の中でも代表的なもので、免疫やアンチエイジングを担う重要な物質です。人間はビタミンCを体内でつくれないため、外部から摂取する必要があります。食事やサプリメントでも摂取できますが、ビタミンCは水溶性であるため尿や汗とともに排出されやすく、血中濃度を上げられないのが難点です。

そこで血管に直接、高濃度のビタミンCを入れることで血中濃度を20～40倍に引き上げ、全身に行き渡らせるのが超高濃度ビタミンCの点滴療法です。一般的に保険診療で行われるビタミンCの点滴量は一日２gまでです。また、高濃度ビタミンC療法と称して行われている一般的なビタミンC点滴療法の量は５～10ｇとされています。目や全身のアンチエイジング効果を得るには、できれば１回25～50ｇの超高濃度ビタミンC製剤を投与するのが望ましいといえます。

私のクリニックでは、そうした超高濃度ビタミンC製剤のうち、無添加で安全性の高い製剤を用いた点滴療法を行っています。それにより、目と全身のアンチエイジング効果や免疫促進、美白・美肌効果などが望めます。目の病気の中でも特に、加齢と深く関係する白内障、緑内障、加齢黄斑変性などに対する予防や抑制効果が期待できます。また、古くから膵臓がんや大腸がんなどの各種がん治療にも使用されています。

ただし、血液中で酸素を運搬している赤血球の代謝に関わる酵素が欠損しているG6PD欠損症の人は、超高濃度ビタミンC点滴療法を行うと赤血球が壊れ溶血が起こるという報告があるため禁忌です。超高濃度ビタミンC点滴を実施する前には、必ずG6PDの迅速血液検査が行われます。

超高濃度ビタミンC点滴療法は、眼科で行われていることは少なく、多くは皮膚科や美容クリニックで行われています。どこで受けるとしても、超高濃度ビタミンC点滴療法の扱いに精通している医療機関を選ぶことが大切です。私自身は高濃度ビタミンC点滴療法認定医です。

●マイヤーズカクテル

マイヤーズカクテルは、人間の体に必要な栄養素であるビタミン・ミネラルを投与する点滴です。症状や体の状態に合わせて必要なビタミン・ミネラルを直接静脈内に投与するため、サプリメントを経口摂取するのに比べて、速く高い効果が期待できます。

具体的な成分としては、ビタミンB１・B２・B６・B12、ビタミンB群であるナイアシン・パントテン酸、ビタミンC、マグネシウムなどを含む点滴製剤を用います。具体的な処方は、症状や目的に合わせて調整します。いわゆるニンニク注射もマイヤーズカクテルに含まれます。

目のアンチエイジングのほか、気管支ぜんそく、片頭痛の発作、全身倦怠《けんたい》感・疲労、慢性疲労症候群、こむら返り、急性上気道炎、慢性副鼻腔《びくう》炎、アレルギー性鼻炎、慢性蕁麻疹《じんましん》、甲状腺機能亢進《こうしん》症、心不全、狭心症、生理不順などへの効果が期待できます。

●高濃度グルタチオン

美容目的の点滴療法に関心のある人なら、白玉点滴というものを知っている人が多いと思います。白玉のようなつるつるもちもちした肌になることが期待できるという意味で名づけられたものですが、その内容は高濃度グルタチオンの点滴療法です。

近年は白玉点滴として知られるようになった高濃度グルタチオンの点滴ですが、40年ほど前から日本では、妊娠している人のつわり、妊娠中毒、子どもが嘔吐《おうと》を繰り返す自家中毒、慢性肝炎などの治療に使われてきました。また二日酔いの改善法としても知られています。

アメリカでは、パーキンソン病の人の機能を改善したり、病状の進行を遅らせたりすることを目的として、多くの施設で高濃度グルタチオン点滴療法が行われています。

グルタチオンは体内で生合成される物質で、グルタミン酸、システイン、グリシンの3つのアミノ酸からなるトリペプチドです。ペプチドは少数のアミノ酸がつながった物質で、トリペプチドとは3つのアミノ酸がつながった物質のことです。

ペプチドには多くの種類があり、おのおのがさまざまな生体作用を発揮します。グルタチオンの場合は、体内の活性酸素やその一種である過酸化脂質などを除去する抗酸化作用、解毒作用、美白・美容作用、強肝作用、肺機能の強化作用、発がん抑制作用などを持つことが知られています。

その結果、全身倦怠感、かぜの初期症状、二日酔い、急性および慢性湿疹《しっしん》、慢性肝疾患における肝機能の改善、パーキンソン病、うつ症状、化学物質過敏症などへの効果が期待できます。実はグルタチオンは目との親和性が高く、白内障手術や硝子体手術の際に眼球の中を満たす製剤として世界的に使用されており、私たち眼科医にとって昔からなじみ深い物質でもあります。

グルタチオンの点滴療法は200㎎投与するのが一般的ですが、私のクリニックでは4倍量の800㎎を用いており、最大限の効果が期待できます。これらの点滴療法はかなり評判がよく、リピーターとして継続している人も少なくありません。「ずっと目のことを心配してきたけれど、自分でできることも限られている中で、こうした療法を自分で選択して受けられるのはありがたい」という声をよく聞きます。

緑内障や加齢黄斑変性を予防したい、またすでに診断されていてできるだけ進行を抑えたいという人、白内障の進み方を極力遅らせたいという人などが多く受けています。こうした点滴療法を眼科で行っているところは少ないと思いますが、内科で行っている同様の点滴療法でももちろん目への効果が期待できます。興味のある人は調べてみて、目と全身のアンチエイジングに役立てるのも一つの方法です。

年に一度は徹底的に目の奥まで調べる「眼ドック」を

目の若さと健康を守るために、何をおいてもおすすめしたいのが信頼できる目の検診や眼ドックを受けることです。目の病気、中でも進行すると失明を招くような重大な目の病気は、まずは眼ドックで早期に発見することが重要だからです。言い換えれば眼ドックを受けることで多くの失明は防げます。

多くの人は歯科検診やがん検診には定期的に行っています。では、目の検診や眼ドックに行っている人はどのくらいかというと、おそらくかなり少数だと思われます し、目の検診を受けるという発想そのものが、今はまだ乏しいのが実状です。

日本眼科学会や日本眼科医会といった大きな組織は、実際これらの啓蒙《けいもう》に力を入れています。しかし、同時に大切なのは、私たち眼科医一人ひとりが日々の診療やそのほかの機会に眼科検診の必要性を発信し続けることだと考えています。私自身、細々とTikTokやInstagramなどSNSを活用した啓蒙を心がけていますが、こうした小さな発信が集まれば最大の啓蒙活動に発展するものと信じ継続しています。

私のクリニックでは、「プレミアム眼ドック」と名づけた精度の高い眼科検診を行っています。近年、検診や眼ドックを行う眼科が増えてきましたので、「目の検診」「眼ドック」などのワードで検索すれば、近くで実施している医療機関がヒットすると思います。40歳以降で長らく眼科を受診していない方は、年に一度の眼科検診をおすすめします。また、家族に緑内障や網膜剥離など遺伝的な病気の方がいる場合は年齢に関係なく検診をおすすめします。

一般的な目の検診に潜んでいる落とし穴

職場の定期健診や自治体が行う健診を受けていて、「その中に目の検査も含まれているので目に関しては大丈夫だろう」と思っている人がほとんどでしょう。しかし、目の重大な病気の早期発見を目的と考えた場合、多くの病気が見逃されているのが現実です。

職場健診や一般的な健診では、目の検査が入っていたとしても、多くは視力と眼圧を調べるくらいです。眼圧を調べるのは緑内障の早期発見を目的にしていると考えられます。一般的には「緑内障は眼圧が高いことによってなる病気」と認識されているからです。

しかし、実は緑内障の早期発見は、眼圧を調べるだけではできません。緑内障には、眼圧が高いタイプだけでなく、眼圧が正常でありながら起こる「正常眼圧緑内障」というタイプもあります。日本では後者のほうが多く、緑内障全体の約7割を占めるとされています。そのため、眼圧を調べるだけでは緑内障の早期発見にはつながらないのです。

「緑内障は眼圧が高いことによってなる病気」という思い込みがあると、そういった健診を受けて眼圧が正常と分かることで「これで緑内障の心配はない」ととらえてしまい、むしろ危険な状況になる場合もあります。もし正常眼圧緑内障であれば、かえって早期発見の機会を逃してしまい、その間にどんどん視野障害が進んでしまうということも十分あり得るからです。

また、視力検査についても「視力が正常だから目の病気の心配はない」と思い込むのは、さらに危険です。緑内障や網膜剥離をはじめ、失明を招く重大な目の病気の多くは、初期には視力に影響が表れません。かなり進行してから、ようやく少し視力の低下が見られ始める程度です。「視力が保たれていれば目の健康は大丈夫」という思い込みも、持たないように気をつけてほしいと思います。

職場健診や自治体健診でも、視力と眼圧以外に眼底検査を行う場合もあります。眼底検査は、目の病気を早期発見するうえで非常に大切な検査です。ですから、眼底検査を行う健診は、視力と眼圧だけを調べるのに比べるとよい健診といえます。

ただし、通常の眼底検査では眼底の確認できる部分が狭いため、やはり発見できる病気と程度には限りがあります。また、撮影したデータをチェックする医師が眼科医ではないことが多いという点にも注意する必要があります。

失明するような重大な目の病気の有無をしっかり調べるには、広角眼底カメラというものを使って広い範囲の眼底を調べることが大切です。さらに、撮影したデータを眼科専門医が診断すべきであることはいうまでもありません。

広角眼底カメラは専門的な検査機なので、そもそも職場健診や自治体健診でそこまで望むのは無理があるのは確かです。私は、それらの健診にこうした専門的な目の検査まで入れてほしいと言いたいわけではありません。

目に関しては、それらの一般的な健診内容でよしとしないで、専門的な検診を年に一度は受けることが大切です。歯科検診やがん検診、人間ドックなどを受けるのと同じように、眼科専門機関での目の詳しい検診や眼ドックを受けることを習慣にして、大事な目を守ってほしいと思います。

眼ドックの検査項目例

検査項目は医療機関によっても違いますが、通常、一般的な目の検診と眼ドックでは項目数や精度に大きな違いがあります。私のクリニックで行っているプレミアム眼ドックでは、問診、裸眼視力と矯正視力、眼圧の検査、近視・遠視・乱視の程度を判定する屈折・角膜曲率半径の検査、斜視の有無と程度を調べる眼位の検査、視野検査などのほか、次の検査を行っています。

●コントラスト視力検査

色の濃淡を識別する力をコントラスト感度、もしくはコントラスト視力といいます。この検査では、まぶしさによる見えにくさの程度を主に評価します。

コントラスト感度を測定することで、白内障の影響や屈折矯正手術後の見え方など、通常の視力検査では説明できない見え方の評価が可能となります。

よくある状況に、近くの眼科では視力に問題ないからあなたの白内障はまだ手術しなくて大丈夫ですよと言われるも、とにかく見えづらくて困っているという訴えがあります。確かに視力は１・０以上あるのに、コントラスト視力が顕著に低下していることで、実は白内障の手術適応であると判断されます。

そのため、視力検査の結果だけでなくコントラスト感度の検査結果などをもとに、白内障手術の適応の有無や白内障の手術前後の見え方の説明に役立てることができます。

超広角眼底カメラ

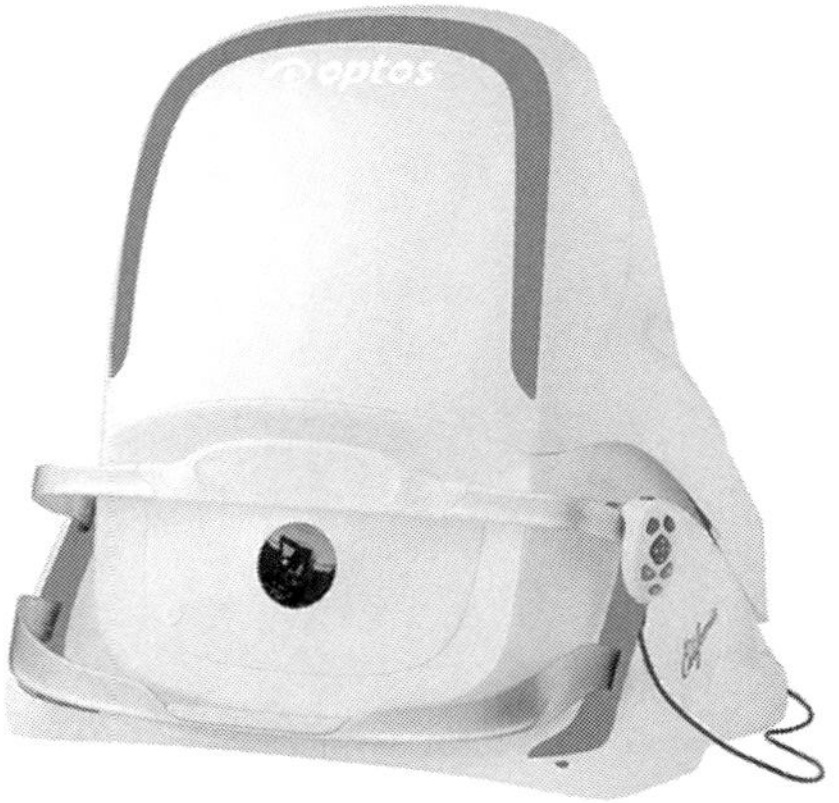

●超広角眼底カメラ

超広角眼底カメラを使って眼底を撮影する検査は、重大な目の病気の診断や記録に不可欠です。緑内障や加齢黄斑変性に代表される黄斑疾患、眼底出血そして網膜剥離まで眼底のさまざまな病気が超広角眼底カメラで発見できます。

眼ドックであれば眼底検査が入っているはずですが、その精度は医療機関によって違うので注意が必要です。通常の眼底カメラと、超広角眼底カメラでは写せる範囲が違い、後者のほうが当然かなり広い範囲にわたり撮影ができます。

一般的な眼底カメラでは、網膜の黄斑部を中心とした狭い範囲、眼底全体の

通常カメラと超広角眼底カメラの比較

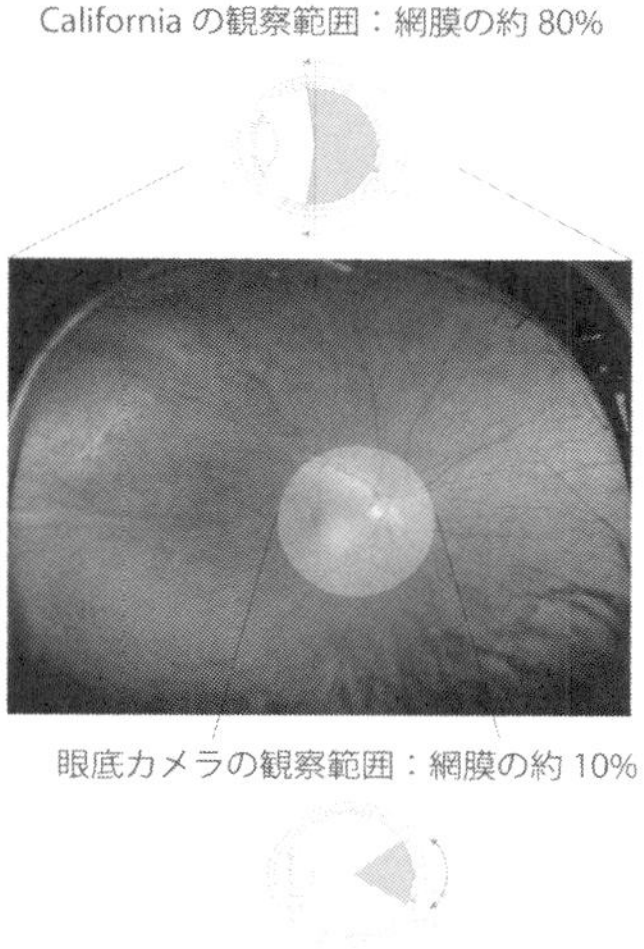

超広角眼底カメラで撮った網膜剥離

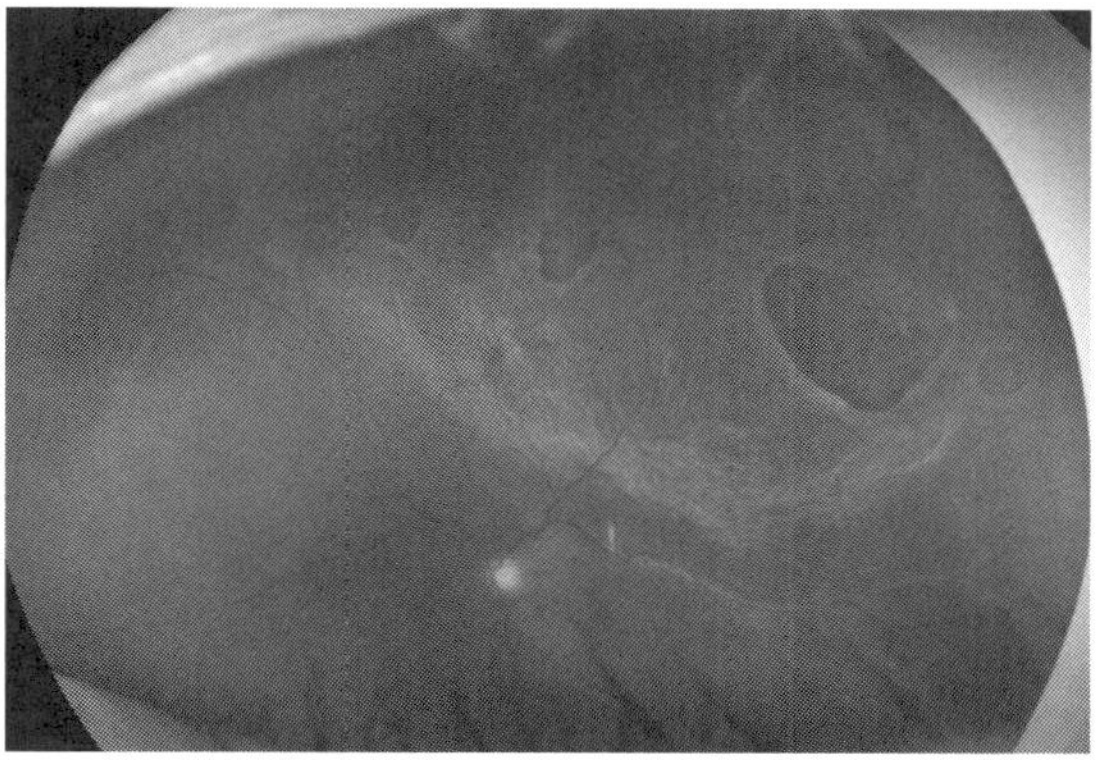

10％程度しか撮影できません。しかし、超広角眼底カメラなら網膜の約80％を非接触でまぶしくなく、超短時間で撮影することができます。その分、目の病気を発見しやすいことはいうまでもありません。特に、網膜が剥がれて視力が低下する網膜剥離などは、一般的な眼底検査で見える範囲の外から発症するので、超広角眼底カメラで撮影すると発見率が格段に上がります。

網膜剥離は早期に見つけてレーザー治療や手術を行うことで失明を防げる病気だけに、超広角眼底カメラを使う眼ドックで早期に見つける必要があります。なお、眼底検査は、用いる検査機によっては散瞳と呼ばれる目の瞳孔を開く手順が必要になります。散瞳すると検査後5～6時間ピント合わせがしづらくなったり、まぶしくなったりするため、その間車の運転などができないのが難点です。

超広角眼底カメラの場合は、散瞳せずに広範囲の診断ができるのも利点です。ただし、要精密検査となった場合には、散瞳したうえで検査することで眼底の約90％以上というさらに広い範囲を調べることが必要です。

●OCT（光干渉断層計）

光の干渉現象を利用して立体構造を調べられる検査機です。網膜にある黄斑部や視

OCT（光干渉断層計）

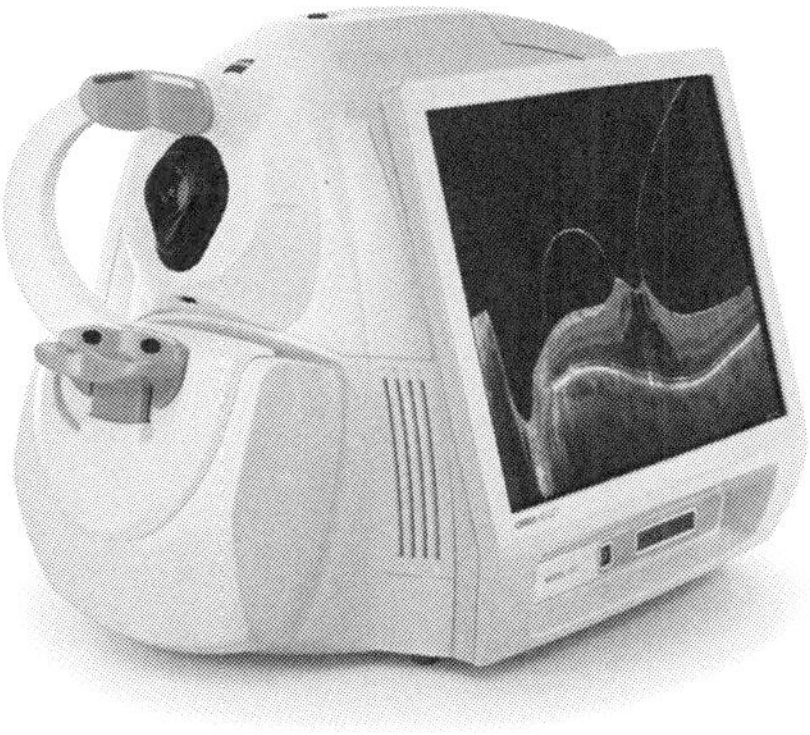

神経の断層像を短時間かつ高解像度で撮影・解析でき、眼科診断には必要不可欠な存在です。特に失明率の高い加齢黄斑変性や黄斑円孔そして緑内障の診断、経過観察に有用です。

ほかにも、OCTアンギオグラフィーを用いれば、網膜の異常血管、新生血管、毛細血管瘤《りゅう》などを、目に負担をかけずに診断できます。従来、眼底の血管を調べるには、造影剤を点滴から注入して撮影する必要がありましたが、OCTを使えば造影剤を注入せずに眼底の血管の様子が詳細に調べられます。このようにOCTは非侵襲的かつ超短時間に眼球内部の詳細な情報が経時的にそして定量的に得られることが特徴です。

●ｉｄｒａ（ドライアイ検査）

ｉｄｒａはドライアイの分類を明確にし、的確な治療方針を決定する、ドライアイ診断の新スタンダードとして注目されています。

治療前、治療後で改善していることが数値で定量的に判断できます。油層と涙液層を測定し、油（脂質）の少ないタイプなのか、水の少ないタイプなのか、混合型のタイプなのかを非侵襲的な検査で知ることが可能です。

ｉｄｒａでどのタイプのドライアイなのかを検査し、原因に応じたドライアイ治療を行うことが大切です。

【ドライアイに関する多彩な項目をこの１台で測定】

①ＮＩＢＵＴ（涙液の破壊時間を測定）

瞬《まばた》きをした直後から表面の涙の膜が崩れるまでの時間を調べ、涙液の安定性を測定します。10秒以内で崩れる場合、ドライアイの傾向があると判断できます。

②涙液メニスカス（涙液減少型ドライアイの検査）

涙液メニスカスとは、下まぶたと白目の間に溜まった涙のことをいい、溜まった涙の量を測定します。高さが０・２㎜以下は水の少ないタイプのドライアイです。

③ オートインターフェロメトリ（蒸発亢進型ドライアイの検査）

涙の油層に光を当て油膜の動画を撮影します。その光の反射具合により、油の厚みを測定します。60㎚以下は油が足りないタイプのドライアイです。

④ マイボグラフィー（マイボーム腺の欠損の有無を検査）

涙の油層の成分を分泌するマイボーム腺に欠損がないか赤外線カメラで高度撮影し調べる検査です。欠損があると、油層を分泌できず、涙が蒸発しすぐに乾燥してしまいます。

⑤ 瞬きの質

通常、瞬きをして上まぶたと下まぶたが接触することで、脳が涙・油の分泌を促しますが、不完全な瞬きの場合、分泌量が減ってしまいます。瞬きの状態を動画で撮影し、瞬きの回数や不完全な瞬きを検出します。

以上のような検査により、眼ドックを受けると白内障の分類と程度判定、緑内障、加齢黄斑変性、網膜剥離、黄斑上膜、黄斑円孔などの目の病気の早期発見に役立ちます。また、ドライアイの分類と程度判定、眼精疲労の原因、斜視の分類と程度判定、そのほか多くの目の疾患が診断可能です。

眼ドックを受ける際には、少なくとも広角眼底カメラとOCTを実施している施設を選択されることをおすすめします。

また、硝子体手術まで行っている医療機関を選択されるとより安心かもしれません。もし緊急で対応が必要な病気が見つかった際に、同施設で素早く治療ができるためです。手術を行っていない施設では大学病院等を紹介され、改めて同様の検査が必要となり手間や費用が余計にかかる可能性がありますし、その間に病気が進んでしまう恐れもあるからです。

一般的な目安として眼ドックは、40歳以上になったらすべての人に受けてほしいと思います。特に近視の人、血縁者に緑内障や網膜剥離患者がいる人などは、できれば20歳くらいから受けることをおすすめします。

眼ドックを受けることを習慣にすれば、年に一度のチェックだけで、将来の失明や深刻な視覚障害が防げる可能性は非常に高くなります。加えて医療費の大幅な削減につながることも期待されます。将来の幸せのために、眼ドックという効果的なオプションをぜひ取り入れてほしいと思います。

アムスラーチャートで眼病を早期発見しよう

目の病気の早期発見のためには眼ドックを受けるのが基本ですが、病気によっては自分で行えるチェック法もあります。その一つが「アムスラーチャート」です。アムスラーチャートとは、10㎝角の正方形に5㎜間隔で縦横に線を引いて格子状にした図形です。加齢黄斑変性など黄斑疾患の早期発見に役立つセルフチェック法ですが、緑内障の症状が発見できる場合もあります。

加齢黄斑変性になると視界の中心部分がゆがんで見えるようになります。これは、普段の景色や人の顔などを見ているだけでは、なかなか早期には分かりにくいものです。アムスラーチャートのように単純な線の図形だと、そのゆがみが察知しやすいという利点があります。また、アムスラーチャートは片目ずつで見るので、その意味でも加齢黄斑変性の症状に気づきやすくなります。

両目で見ると、一方の目で加齢黄斑変性が進んでいても、もう一方の目でカバーして脳で補正するために正常に近い状態で見えてしまい、異常を発見しにくくなるのです。片目ずつで見てチェックすることで異常を発見しやすくなります。

緑内障については、症状が出たときはかなり進行しているとはいえ、少しでも早く見つかるほうがよいので、その意味でアムスラーチャートが役立ちます。緑内障の場合も両目で見ていると、他方の目でカバーして脳が補正します。そのため、視野の一部が欠けていても、よほど症状が進むまでは異常が見つかりにくくなります。アムスラーチャートを片目ずつで見ると、緑内障を少しでも早く見つけるために役立ちます。

年に一度は眼ドックを受けるとともに、補足的なセルフチェックとしてアムスラーチャートを使うことが大事です。

アムスラーチャートは本書の50ページに掲載してあります。コピーすれば扱いやすいうえ、異常が見つかったときには、そこに書き込んで眼科に持っていけるので便利です。またはインターネットで検索するとアムスラーチャートが多く出てきますので、プリントアウトして使ってもかまいません。その場合は、プリントアウトしたものが10㎝四方になるようにします。
アムスラーチャートの使い方は簡単です。普段、メガネやコンタクトレンズを使っている人は、装着した状態で行います。

【アムスラーチャートの使い方】

①アムスラーチャートを目から30㎝離して見ます。
②右目を手などで覆って左目だけで、真ん中の黒い点を見ます。視線はずっと真ん中の黒い点からはずさないようにします。
③黒い点を見ながら点と周囲の格子がどう見えるか、次の項目についてチェックします。
・黒い点が見えているか。
・線がゆがんでいる部分はないか。
・線が欠けたり、ぼやけたりしている部分はないか。
④終わったら、左目を覆って右目だけで、同様にチェックします。
黒い点とその周囲がゆがんでいたり、ぼやけていたりしたら、加齢黄斑変性が疑わ

アムスラーチャート

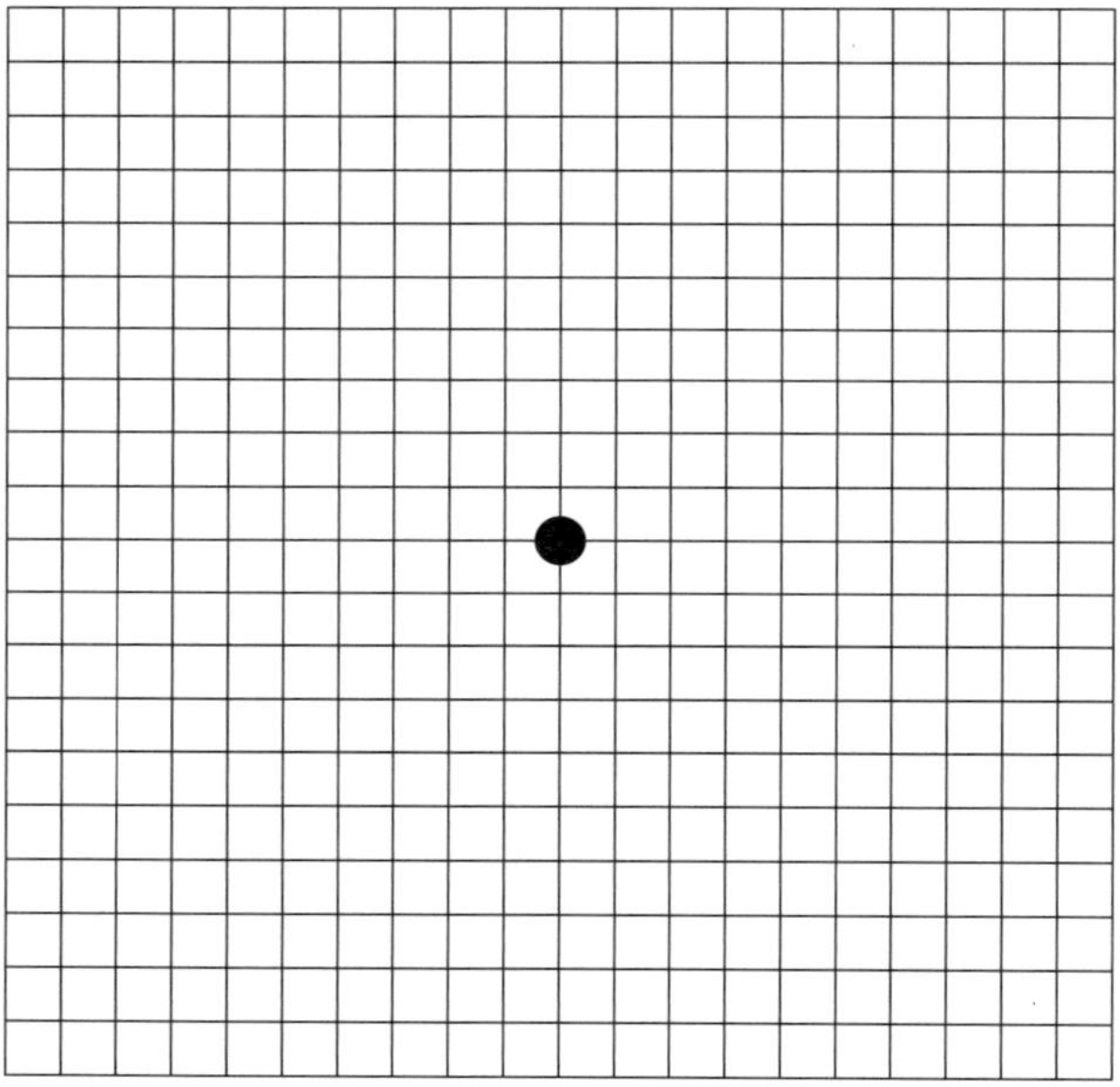

れます。また、視界の中心から外れた場所に塊でぼやける場所があれば、緑内障を強く疑います。目のほかの病気でも、ゆがみや欠け、ぼやけなどが起こる可能性もあります。いずれにしても見え方に異常があれば、眼科を受診することが大事です。

ポイントは、「左右一方の目ずつ見る」ということと、真ん中の黒い点をずっと見続けながらチェックすることです。視線が動いて

異常な見え方の例

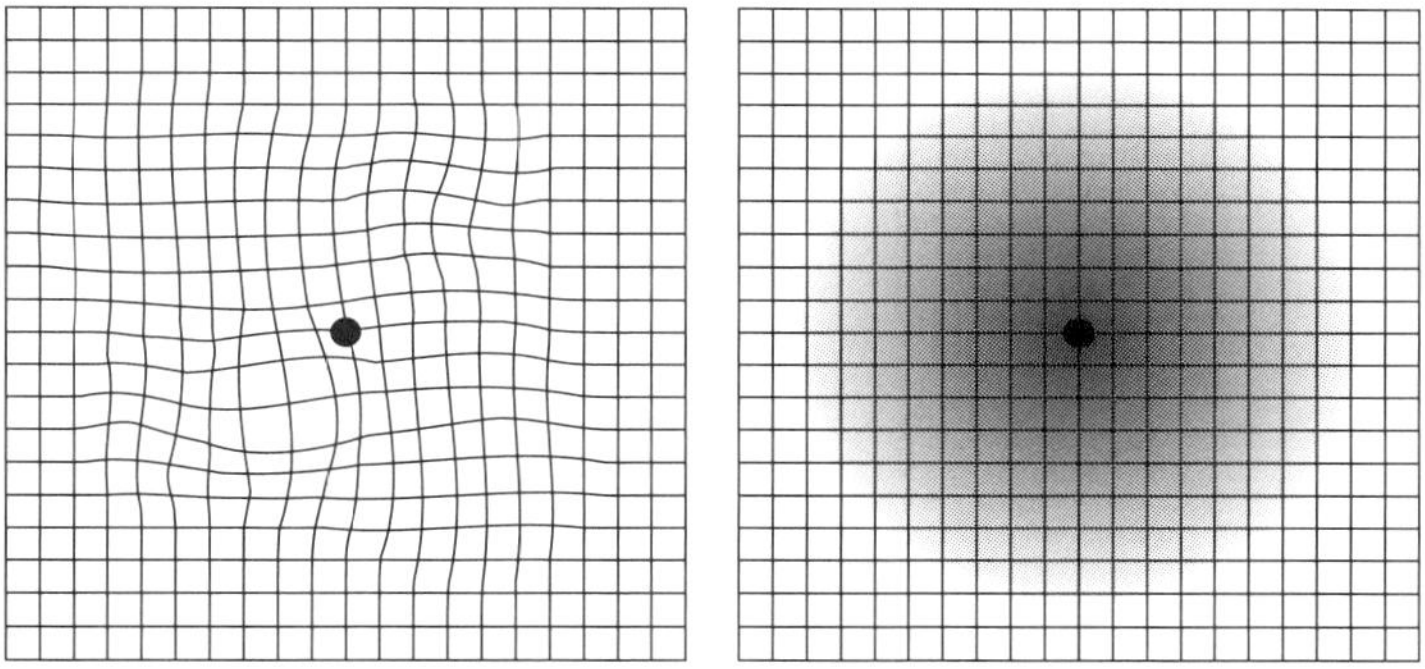

①中心がゆがんで見える　　②見たい部分が不鮮明に見える

→これらの異常、もしくはほかにも気になる見え方があれば、記録して眼科に持参。

しまうと正確なチェックにならないので注意が必要です。

なんらかの異常に気づいたら、アムスラーチャートの図に自分でどのように見えたかを書き込みます。同時に、文字でもどう見えたかというコメントを書いておきます。それを持参して早めに眼科を受診し、書き込んだアムスラーチャートを医師に見せるようにします。眼科医にとっては診断の大きな参考になります。

初期症状を知る——目の症状チェックリスト

アムスラーチャートで分かるゆがみやかすみ、ぼやけなどのほかにも、目にはさまざまな症状が起こります。

目の症状は大きく2つに分けられます。1つはゆがみやかすみなど見え方の症状、もう1つは痛みやかゆみといった感覚の症状です。

一般的には、進行すると失明の危険があるような重大な目の病気は、見え方の症状が起こることが多いものです。例えば痛みやかゆみといった感覚の症状は、俗にものもらいと呼ばれる麦粒腫や結膜炎など、多くは一過性の病気です。それに対し、ゆがみやかすみといった見え方の症状は、より深刻な病気の可能性が大きいといえます。

ただし、視神経炎やぶどう膜炎、急性緑内障発作など痛みから自覚される病気もあり注意が必要です。それらは治療によってよくなる場合もありますが、視力・視野障害が残る場合もあり、普段と異なる違和感に気づいたら見え方に問題がなくても早めに受診することが大切です。

目の充血も、通常は結膜炎などを疑う人が多いと思いますが、眼内に炎症が起きて長引くこともあるぶどう膜炎など、要注意の病気が隠れている場合もあります。このように、感覚の症状を起こすものの中にも重大な病気があるので、先入観を持たずに目の異常があればできるだけ早めに眼科を受診することが大事です。

また、ありふれた症状に見える疲れ目にも注意が必要です。特に、寝てもとれないような頑固な疲れ目を医学的には眼精疲労といいますが、そのような場合はなんらかの病気が隠れていることもあります。

ドライアイや白内障、緑内障といった目の病気があり、その結果として目が疲れやすくなっているというケースが少なくありません。「たかが疲れ目」と思わずに、回復しにくいときは眼科を受診することが大切です。

このようなことがあるので、私は「目が疲れる」という訴えに対してビタミン剤などを安易に出し、「目を休めてください」という対応だけで終わらせないように気をつけています。必ず油断せずに、背景に疲れ目のもとになっている病気がないかを調べるようにしています。

目のセルフアンチエイジング ①疲れ目対策

目のセルフアンチエイジングのために、まず重要なのが疲れ目対策です。「たかが疲れ目」と考えがちですが、疲れ目が持続すると目の老化を促すことにつながります。できるだけ目が疲れにくい生活環境を整え、目が疲れたら早めにケアすることが大切です。特に、現代人の多くはパソコンやスマホの長時間使用によって疲れ目を招いていますので、こうしたデジタルデバイスの使い方から見直す必要があります。

●パソコン環境の整え方

目からパソコンのモニターまでの距離は、40〜50㎝離すようにします。モニターが目線より上にあると、目を大きく開けることになって目が乾きやすく、目の負担が増えます。モニターの上辺が目より数㎝高い程度にすれば、おおむね見下ろす状態で作業できるので、目が乾きにくくなって目の負担が減らせます。

また、パソコン作業をするときは、椅子に深く座ってひざの角度が90度以上になる

目によいパソコン環境のポイント

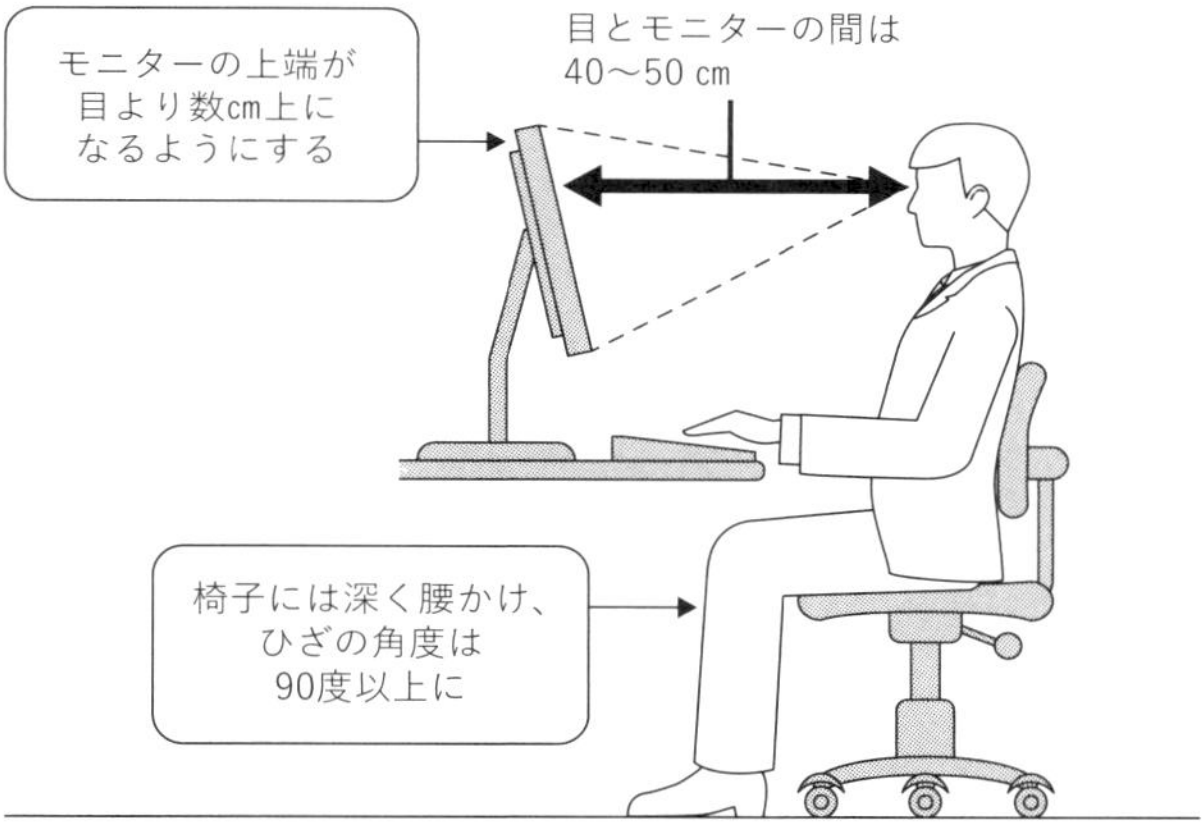
モニターの上端が
目より数cm上に
なるようにする
目とモニターの間は
40〜50 cm
椅子には深く腰かけ、
ひざの角度は
90度以上に

ようにします。前かがみになると目とモニターが近くなり、疲れ目を助長する肩こりも起きやすくなるので、背筋を伸ばして作業することも大事です。

モニターとキーボードが別になっているデスクトップパソコンはモニターまでの距離が調節しやすいのですが、ノートパソコンの場合、目からの距離を十分にとるとキーボードが操作しづらくなる場合があります。

そのため、家やオフィスで使うパソコンはデスクトップにすることをおすすめします。また、最近では液晶モニターとキーボードを分離できるセパレート型のノートパソコンもあるので、眼精疲労で悩まれている方にとってはパソコンを変えてみる余地があるかもしれません。

ちなみにブルーライトは目によくないといわれますが、スマホやパソコンで目に害を与えることはほぼありませんので過度な対応は不要です。

パソコンの設定で目に負担をかけない、明るすぎず暗すぎず適度な明るさに調整すると、疲れ目を防ぐために役立ちます。パソコンによっては、夜の時間帯になると自動的にブルーライトを抑えたナイトモードの画面に変わるように設定できます。

夜にパソコン作業をするときは、部屋全体もある程度の明るさにします。照明が目に入る位置にあったり、モニター画面に反射したりすると、それによっても目が疲れやすくなるので配置を工夫します。

●スマホの使い方

スマホを胸やおなかの位置で水平に持って見ると、猫背になって目とスマホが近づき、目にも首・肩にも負担がかかります。目の高さか目よりやや低いくらいの位置で画面を垂直に近くして見るのがポイントです。

スマホを持つ手が疲れて下がってくるようなら、その上腕と胸の間に逆側の手をはさむと、腕を疲れさせずにこの姿勢が保てます。また、デスクやテーブルに向かって座っているときなら、ひじをデスクやテーブルにつけた状態でスマホを持つと、楽に目の位置で見ることができます。

パソコンと同じく、スマホの画面も目が疲れにくい明るさに調節して使うことが大事です。ただし、持ち方や明るさを調整しても、長時間スマホを見続けていると目の負担になるのはいうまでもありません。長時間の使用は避け、休憩をはさみながら使います。また、寝る直前のスマホの使用も睡眠の質を低下させますので極力避けましょう。

●作業の合間に目を休ませる

パソコンやスマホの画面を見ているときは、瞬きが減りやすくなります。意識して瞬きの回数を増やすことが大切です。また、一定時間おきに画面から目を離して遠くを見るようにすると目の負担を減らすことができます。

窓を開けて外の開けた景色や空などを見ることができればベストですが、それは難しい場合も多いと思います。そういうときは、数ｍ先の壁にかかった時計やカレンダー、絵を見たり、天井を見上げたりするだけでもかまいません。集中して見ている画面から目を離して、たとえ数mの距離であっても遠くを見ることで目の疲れを減らす効果が得られます。

アメリカの眼科学会では、目の休息法として「20-20-20ルール」というものを推奨しています。これは、「20分ごとに20フィート（約6m）先を20秒以上見る」という方法です。

仕事などでパソコン作業をしていると、こまめに本格的な休憩はとりにくいものですが、20分おきに数m先を20秒見るだけならちょっとした心がけでできると思います。

パソコンやスマホを見ている合間だけでなく、デスクワークや読書、手芸など、近くを見る作業ならなんでも、このルールを応用できます。併せて可能であれば、1～2時間に1回は立ち上がって軽く体を動かしたり、目を閉じて休んだりして数分間の本格的な休憩をとるのが理想です。

●疲れ目を癒やすホットパック

夜などに目が疲れて重いと感じるときに効果的なのが目のホットパックです。簡単にできて目の疲れを癒やす効果があります。ホットパックは目と周囲を適度な温度で温めることで血行を改善し目の癒やし効果をもたらしてくれますが、もう一つ重要な役割があります。それは、涙の油分の補給が促されるということです。

涙の大部分は水分ですが、水分の蒸発を防ぐために涙の表面は油の層で覆われています。その油分を分泌しているのは、まぶたの縁に点々とあるマイボーム腺という分泌腺です。マイボーム腺は油を出す腺なので、その油が固くなって詰まる場合があります。

目のホットパックを行うとマイボーム腺が温められて詰まりがとれるため、涙の油分が供給されて涙が乾きにくくなります。目が乾きやすいと疲れ目がひどくなりやすいので、ホットパックは目のうるおいを取り戻して疲れ目を改善するために効果を発揮します。目のホットパックは、電子レンジで簡単に温められるものや、さらに手軽に使えるホットアイマスクなどが市販されています。または、タオルで手作りすることもできます。

やり方は、まずハンドタオルかフェイスタオルを水に濡《ぬ》らして絞り、目にのせやすい大きさに折りたたみ、適度な温かさになるまで電子レンジで加熱します。椅子に座って上を向くかあお向けに寝て、温まったタオルを目にのせます。タオルが冷めるまでのせておきます。ヤケドをしないように注意し、タオルは必ず心地よい範囲の温度にします。

もっと手軽に目を温めるには、入浴中や洗顔のときに適度な温度のお湯で顔を洗いながら、目の縁を軽くマッサージする方法もあります。フォームをつけてすべりをよくし、閉じた目の上からまぶたのラインに沿って指先で小さく円を描くように軽い力でマッサージします。温熱とマッサージ効果でマイボーム腺の詰まりがとれやすくなります。

目のセルフアンチエイジング ②紫外線対策

太陽光に含まれるバイオレットライトは近視の進行を抑制する効果があることが分かっていますが、一方で太陽光の中の紫外線はいくつかの目の病気を悪化させます。

代表的なものが加齢黄斑変性、網膜色素変性、白内障などです。

これらの病気の予防や進行の抑制には、サングラスで紫外線が目に入るのを防ぐことが役立ちます。サングラスというと、黒や色の濃いレンズのものを思い浮かべる人が多いと思いますが、必ずしも色の濃いメガネでなくても、ＵＶカット機能があるメガネなら効果があります。

逆に色の濃いレンズでも、ＵＶカット機能がなかったり低かったりするメガネもあります。その場合は紫外線対策に役立たないだけでなく、むしろ害になりかねないので注意が必要です。

目には、カメラの絞りの役目をする虹彩《こうさい》という器官があります。その中央にある穴が瞳で、明るいときは瞳が小さく、暗いときは大きくなって目に入る光量を調節しています。色の濃いメガネをかけると、目にとっては暗い環境になるので瞳が大きくなり、多くの光を目に取り入れます。そのときにＵＶカット機能のないメガネをかけていると、余計に紫外線を目に入れてしまうことになります。

まぶしさを防ぎたいときには色が濃いメガネを選んでもかまいませんが、必ずＵＶカット率か紫外線透過率の数字を確認して紫外線防御に役立つメガネを使います。

ＵＶカット率もしくは紫外線カット率として記されている数値は高いほど紫外線防御の性能がよいメガネです。逆に紫外線透過率は低いほど性能が高いことになります。

例えば、ＵＶカット率もしくは紫外線カット率99％と、紫外線透過率１％というのは同じ意味です。最近ではクリアレンズを含め、さまざまな色のレンズを使った紫外線カット率99％以上のＵＶカットメガネが市販されています。その数値を確かめたうえで、色は用途や好みに応じて選べばよいと思います。日差しの強い季節・時間帯には、ＵＶカットメガネをかけるとともに帽子や日傘なども使って紫外線防御に努めることが大事です。

目のセルフアンチエイジング ③アイトレ

目の中には、水晶体の厚みを変える毛様体筋のほか、目に入る光量を調節する虹彩筋という筋肉があります。虹彩筋は瞳を小さくする瞳孔括約筋と瞳を大きくする瞳孔散大筋の総称です。目の中にあるこれらの筋肉をまとめて内眼筋といいます。

内眼筋に対し、目の外にあって眼球の動きをコントロールしている筋肉を外眼筋といいます。外眼筋には、目を上に向けるための上直筋、下に向けるための下直筋、内側に向けるための内直筋、外側に向けるための外直筋、内外への回転や斜めの動きなどに使われる上斜筋・下斜筋という6本、左右計12本の筋肉があります。

正常な視機能が発揮されるには、目に関わるこれらの筋肉がきちんとスムーズに働く必要があります。手足の筋肉と同じく、目の筋肉もずっと使わないとこり固まって動きが悪くなります。使いすぎも問題ですが、適度に動かすことが機能の維持・向上につながります。目の筋肉も手足の筋肉と同じようにストレッチが必要なのです。

そのために役立つのが眼球体操です。目のトレーニングという意味で略してアイトレと呼ぶこともあります。ここではベーシックなアイトレを紹介します。

●遠近トレーニング

近くと遠くを交互に見ることで毛様体筋を動かすアイトレです。自分の前方のできるだけ遠いところにある目標物（壁にかけた時計や絵、カレンダーなど）を決めてから始めます。

①一方の手の親指か人差し指を立てて目の前に持ってきます。ピントが合う範囲でいちばん近いところに置いて指先を5秒見ます。

②指先に視線を合わせたまま、ゆっくり腕を伸ばし、伸ばしきった状態で指先を5秒見ます。

③あらかじめ決めておいた遠くの目標物に視線を移して5秒見ます。

④伸ばした指先に視線を戻して5秒見ます。

⑤指先を見ながらゆっくり指を手前に近づけ、ピントが合う範囲でいちばん近いところに持ってきます。①に戻って5～10回繰り返します。

●外眼筋トレーニング

眼球を動かす外眼筋のストレッチに役立つアイトレです。人によっては目が回ってふらついたりすることもあるので、そうならない範囲で行います。念のために安定した椅子に座って行います。顔は正面に向けたまま、頭や首を動かさずに行います。

①できるだけ上を見たあと、できるだけ下を見ます。往復5～10回繰り返します。

②できるだけ右を見たあと、できるだけ左を見ます。往復5～10回繰り返します。
③できるだけ右斜め上を見たあと、できるだけ左斜め下を見ます。往復5～10回繰り返します。
④できるだけ左斜め上を見たあと、できるだけ右斜め下を見ます。往復5～10回繰り返します。
⑤目をグルグル回します。右回りに2～3周回したあと、左回りに2～3周回します。

目のセルフアンチエイジング　④食事＆サプリメント

目によいとされる次のような栄養素や有効成分を食事やサプリメントで積極的にとることも、目のアンチエイジングに役立ちます。

●ルテイン

ルテインはβ-カロテンなどと同じカロテノイドの一種で、強力な抗酸化作用を持つ黄色の天然色素です。目の中の網膜の中心にある黄斑には、もともとルテインが多く含まれています。

黄斑はものを見るために重要な部分なので、多くのルテインを含むことで紫外線の害から守られています。ルテインの色素には紫外線をカットする作用があるので、「天然のサングラス」の役目を果たしてくれるのです。

しかし、黄斑のルテインは加齢とともに減少します。年代が高くなるほど加齢黄斑変性が増加するのは、体内のルテインが年齢とともに減少することと関係があるのではないかと考えられています。

ルテインは体内で合成されないため、食事やサプリメントで補う必要があります。ルテインは、食品の中ではホウレンソウ、コマツナなどの緑黄色野菜に多く含まれています。日頃の食生活で、緑黄色野菜を積極的にとるとともに、特に加齢黄斑変性が気になる人はサプリメントでルテインをとるのも効果的です。

●ゼアキサンチン

ゼアキサンチンはルテインと同じくカロテノイドの一種で強い抗酸化作用を持ち、

緑黄色野菜に多く含まれています。体内ではルテインとともに目の黄斑に存在しています。

ルテインとともにとることで、ルテインの作用を高める作用を発揮します。そのため、ルテインとゼアキサンチンを配合したサプリメントも多く見られます。サプリメントをとる場合、ルテインの含有量が同じなら、ゼアキサンチンを同時に配合しているもののほうが高い効果が期待できます。

●アントシアニン

強い抗酸化作用を持つポリフェノールの一種で、植物が紫外線の害から自分を守るために蓄える青紫色の天然色素です。ブルーベリーに含まれることで有名ですが、最近ではカシスに豊富なことも注目されています。

アントシアニンはピント調節や眼精疲労に効果的とされています。一日中パソコン作業をして目が疲れたというときなどに勧められる成分です。摂取するにはブルーベリーやカシスをとるのもよいのですが、効果を期待するには大量に摂取しなければならず、やはりサプリメントが効果的です。

●ＥＰＡ（エイコサペンタエン酸）・ＤＨＡ（ドコサヘキサエン酸）

ＥＰＡ・ＤＨＡはどちらも青魚に多く含まれる良質な油で、体内では合成されないため、食品などでとる必要がある必須脂肪酸です。脂質代謝の改善や動脈硬化の抑制、脳神経の健康維持など、さまざまな健康効果で知られ、脂質異常症に対しては医薬品にもなっています。

近年、ＥＰＡ・ＤＨＡは目にも効果があることが分かってきました。最近の研究により、ドライアイや緑内障の予防効果があると報告されています。アジ、サバ、サンマなどの青魚に豊富に含まれるので、これらを日常的に食べることはＥＰＡ・ＤＨＡの摂取に役立ちます。また、サプリメントとしても多く市販されています。

●アスタキサンチン

サケやイクラ、エビなどに多く含まれるカロテノイドの一種で、強い抗酸化作用を持つ赤色の天然色素です。抗炎症作用や動脈硬化の抑制作用などがあるとされ、ほかの成分が届きにくい脳や目の奥にも届きやすいといわれています。

特に目に関しては眼精疲労や紫外線によるダメージから目を守る作用があることが知られています。また、アスタキサンチンの摂取によって目のピント調節力が回復したという研究結果もあります。

このほかにも目のためには、視神経の働きに必要なビタミンB群、高い抗酸化作用を持つビタミンC、粘膜を健全に保つビタミンA、血行をよくするビタミンE、すべての細胞の材料になるタンパク質なども不足しないようにとることが大切です。

また、眼科特有のサプリメントとして「グラジェノックス」というものもあります。松樹皮エキスとビルベリーエキスを配合したもので、これまでの研究によれば、眼圧を下げる作用や網膜の血流改善作用、神経保護作用などが示唆されています。

私自身も日常の診療で、進行した緑内障の患者などに勧めています。グラジェノックスは適切に使用するために医師の説明と経過観察が推奨される「医療機関専売品」となっているため、一般のドラッグストアなどでは扱っていません。一般的なサプリメントと異なり、眼科医の指示のもと使用できる製品となっています。

目のためには質のよい睡眠を十分とることも大切

睡眠不足のときには、無自覚のうちに視機能の低下を招くことが分かっています。視機能が健全に働くには、質のよい睡眠を十分にとる必要があります。そのためには夜になってからの過ごし方はもちろん、朝からの過ごし方も重要で、次のようなことがポイントになります。

●眠りたい時間の14～16時間前に起きる

脳と体に備わった体内時計は、起床から14～16時間経つとメラトニンという睡眠ホルモンを出して眠りを促します。眠りたい時間の14～16時間前に起きるのが自然な睡眠を促すコツです。

●日光と朝食で体内時計を整える

朝、日光を浴びることと、朝食をとることが体内時計を整えるスイッチになることが知られています。この日光の作用は晴れていない日でも有効で、朝、窓を開けるだけでもかまいません。併せて決まった時間に朝食をとることで体内時計が整い、夜の寝つきや睡眠の質がよくなります。

●日中は適度な運動をする

日中、ウォーキングなどで軽く体を動かすことも、体内時計を整えるのに役立ちます。また、運動そのものにも睡眠の質をよくする効果があります。通勤や買い物のときに意識して少し速歩をするだけでも役立ちます。

●リビングや寝室の照明に注意

睡眠ホルモンであるメラトニンは、光によって分泌が阻害されます。そのため、寝つきや睡眠の質をよくするには寝室を真っ暗にするのがポイントです。寝る直前までいるリビングの照明も重要です。蛍光灯もＬＥＤも、青みがかった昼光色、日光に近い昼白色、オレンジがかった温かみのある電球色などの色があります。寝る前の時間帯の照明はできるだけ電球色にすると、メラトニンの分泌が阻害されにくく、自然に眠りに入りやすくなります。

●寝る前にぬるめの入浴をする

寝る１～２時間前に入浴して体温を上げると、そのあと体温が下がっていくときに眠りに入りやすくなります。ただし熱いお風呂は、自律神経のうち緊張状態をつくる交感神経の働きを高めるので逆効果になります。睡眠のためにはぬるめのお風呂にゆっくり浸《つ》かるのが効果的です。

●寝る前の最低1時間はスマホを見ない

スマホの画面から出るブルーライトは、メラトニンの分泌を妨げて寝つきや睡眠の質を悪くします。ブルーライトを抑える設定にしておいても一定量は出るので、寝る前にはスマホを見ないことが大切です。寝る前3時間は見ないのが理想ですが、難しい場合は最低でも寝る1時間前は見ないようにします。スマホだけでなくパソコン、テレビ、ゲーム機の画面なども同じです。

以上のように、目のアンチエイジングに役立つ生活習慣には多くのものがあります。もちろんすべて行うのは難しく、何もかもやろうとするとかえってストレスになりかねません。無理なくできるものから取り入れて習慣にし、目のアンチエイジングに役立ててほしいと思います。

眼ドック＆目のアンチエイジングと幸せ

目のアンチエイジングは老化に伴って起こりやすくなる目の病気の予防や軽減に力を発揮します。また、目を詳しく調べる高度な眼ドックを受けることで、眼病を早期に発見して適切な医学的対処をすることができます。

どちらも健康な目を保ち病気を予防し、病気になった際も失明率を低下させることに寄与する大切なものです。しかし、私たちは残念ながら発見が遅れたがゆえに失明する方を数多く経験していることも事実です。目を守ることがこの先の人生の幸せ度に大きな影響を与えることも分かっています。

例えば、現役時代には仕事一筋だったので、リタイアしたら夫婦でゆっくり旅行を楽しみたいとか、これから好きな趣味に時間を使いたいと思ったときに、目の見え方に問題が出てきたら、思うような人生設計を描きづらくなります。

そんなタイミングで良好な視力や視野が保てない眼病になり、治療もままならないと、なんて自分は不運なのだろうと嘆きたくなると思います。しかし、その多くは眼ドックを受けて病気を早期発見・早期治療したり、目のアンチエイジングに努めたりしていたら発症や進行を防げる病気です。

そのように自分の目を守る方法が確立されているのですから、この先の人生を謳歌《おうか》するために進歩した眼ドックや目のアンチエイジングをぜひ活用してほしいと切に願います。

第3章

60代以上の
8割がかかってしまう白内障
後悔しない白内障手術で
目を若返らせる

すべての人が発症する白内障

目の構造はよくカメラに例えられ、虹彩がカメラの絞り、水晶体がレンズ、そして網膜がフィルムに相当します。

実際にものを見るときは、瞳孔から入った光が虹彩で調節され、ピントを調整する水晶体で屈折し、網膜の黄斑に焦点を結びます。そして視神経を介し電気信号として脳に刺激を伝え、像として認識されます。

その中の水晶体が濁り、見えづらくなる病気が白内障です。

主に加齢によって水晶体の主要成分であるタンパク質が変性し弾力性が低下することで、徐々に白濁していく状態です。ちなみに水晶体の弾力性が低下し硬くなってピント合わせがしづらくなった状態が老眼です。すなわち老眼は、白内障によって生じていきます。

加齢による白内障は、50代の40~50%にみられ、80歳以上ではすべての人に発症します。

加齢以外に、白内障は糖尿病やアトピー性皮膚炎の合併症、ステロイドの服薬、外傷などにより発症します。これらは年齢問わず20～30代の若年者でも発症します。

さまざまな症状を引き起こす白内障

白内障は水晶体が濁る病気なので、進行するとすりガラスを通してものを見るかのようなかすみ目が起こって視力が低下します。しかし、視力低下が起こる前から、白内障の兆候を示す次のような症状を自覚することがあります。

- まぶしい
- 暗い所で見えづらい
- ものが二重三重に見える
- メガネを作り替えてもよく見えない

中でも「まぶしい」というのは、白内障の初期によく見られる症状です。夜に車のヘッドライトをまぶしく感じることが多いのですが、日中にまぶしさを感じることも少なくありません。これは水晶体の白濁した部分で光が乱反射するためです。

暗い所でものが見えにくいのは、水晶体の白濁によって目に入る光が少なくなるためです。

ものが二重三重に見える症状は、水晶体の白濁し始めた部分とそうでない部分で光の屈折率が違ってくるために、複数の像が見えることから起こります。

もともと近視や老眼でメガネやコンタクトレンズを使っている人は、ものが見えにくくなるとそれらが合わなくなったせいだと思い、作り替えることが多いものです。しかし、原因が白内障の場合、近視や老眼の度が変わったわけではなく、水晶体の濁りが原因ですから、作り替えても症状は改善しません。「メガネを作り替えてもよく見えない」と思うときは、白内障を疑ってみる必要があります。

このほか、飛蚊症《ひぶんしょう》が軽くなったり、老眼が改善したりと一見よさそうに感じる場合も要注意なケースがあります。

飛蚊症とは、視界に虫や糸くずのような浮遊物が見える症状で、そのほとんどは目の中の硝子体というゼリー状の組織の一部が、加齢とともに濁るために起こる生理現象のため心配はありません。ただその飛蚊症が、以前より軽くなったと感じる場合、それが白内障の進行によって起こっている可能性があります。白内障が進むと目に入る光が少なくなるため、同じように硝子体の濁りがあっても見えにくくなるからです。飛蚊症は自然に治るものではないので、軽くなったと感じたら、白内障の進行を疑ってみる必要があります。

老眼は手元にピントを合わせることが困難になる症状で、40代半ばから加齢とともに進んでいきます。そんな老眼がある時期から改善していくことがあります。原因は核白内障といって水晶体の中心部から硬く混濁していくタイプの白内障で、屈折が近視化することで老眼が改善したように感じていくのです。このような老眼の改善がみられた場合、実際は喜べる状況ではなく、白内障の進行を強く疑う必要があります。

白内障のタイプを知る

水晶体は、水晶体嚢《のう》という透明な袋の中に皮質と呼ばれる組織が詰まった構造をしています。皮質の中心部には皮質より硬い核という組織があります。水晶体のどの部分から白濁が進み始めるかによって、白内障はいくつかのタイプに分かれます。

白内障の大部分は「皮質白内障」と呼ばれるタイプです。このタイプの白内障では、水晶体の周辺部分からくさび状に濁っていき、徐々に中央部分に進んでいきます。周辺部から白濁が始まるため、視力が落ちるより先に、まぶしさなどの症状が現れやすいのが特徴です。

皮質白内障に比べると少数ですが、「核白内障」もあります。前述のとおり「老眼が軽くなった」と感じる人も少なくありません。そのため、逆に安心して放置する人が多くいます。しかし、核白内障の場合、そんな状況の中で核がどんどん硬くなっていき、砕いて取り除くことが難しくなり手術の難易度が高まります。できるだけ安全に手術をするには、手術のタイミングを逃さないように注意する必要があります。

このほか、「前嚢下白内障」や「後嚢下白内障」というタイプもあります。前嚢下白内障は水晶体嚢の前側に接した皮質から線維状に濁り始めるタイプです。後嚢下白内障は水晶体嚢の後方中心から放射状に濁り始めるタイプで、急速に進行するため注意が必要です。ともにアトピー性皮膚炎の患者に生じやすい特徴があります。

白内障の進み方を左右する生活習慣とは

白内障はほぼすべての人がなると言いましたが、起こる時期や程度には個人差があります。実際90歳を過ぎても白内障手術をしないで済む人もいます。白内障を発症していても、程度が軽く生活に支障がなければ手術の必要性はないのです。90代の人が求める見え方は、活動量やライフスタイルを考えると一般的に50代の人より低くて済みます。そういうことも考え合わせて、まだ手術はしなくてもよいと判断されるケースが、高齢者の中にも少なからずあるのです。その個人差を生んでいる要因として、遺伝と生活習慣が考えられます。前者は先天的要因のため変えられませんが、後者は後天的要因のため自助努力で改善させることが可能です。

そのための対策としては次のものがあります。

①紫外線対策

日常的に多くの紫外線を浴びると、白内障が進みやすくなることが知られています。WHOは、白内障の原因の20％は紫外線と報告しています。UVカット機能のあるサングラスやメガネ、帽子、日傘などで紫外線対策を行うことが大切です。

②目をゴシゴシこすらない

紫外線とともに白内障を進めやすい生活習慣として挙げられるのが、目をゴシゴシこすることです。目を強くこすると、機械的刺激によって白内障が発症・進行しやすくなるからです。アトピー性皮膚炎の人に白内障が起こりやすく進行しやすいのも、この行為が影響していると考えられています。アトピー性皮膚炎でない人でも、花粉症などのときにあまり目をこすりすぎると白内障の発症や進行を助長する危険性があります。白内障には機械的刺激がよくないことを知っておき、目はできるだけこすらないようにすることが大切です。かゆいときはアレルギー性結膜炎用の点眼薬などを積極的に使うようにしましょう。

③食べ物やサプリメントで予防

食べ物やサプリメントで白内障を改善することはできませんが、予防という意味ではそれらが有効です。ポリフェノールやカロテノイド、ビタミンC・Eなど、抗酸化作用のある食べ物やルテインなどのサプリメントが白内障の予防に役立ちます。食品としては、緑黄色野菜、お茶、大豆・大豆製品、ゴマ、ナッツなどを積極的にとることがポイントです。

これらはすべて、白内障の発症や進行を遅くし、程度を軽くするために役立ちます。白内障の発症を避けることはできませんが、遅らせるための努力はできるのです。

初期なら進行を遅らせる点眼薬や点滴療法も有効

予防策を講じていても、大多数の人はどこかの時点で白内障と診断されることになります。白内障と診断された場合、まだそれほど進んでいなければ、最初は進行を遅らせるための薬を用いるのが一般的です。おもに使われるのはグルタチオン（製品名：タチオン®）の点眼薬ですが、第２章で述べたグルタチオンの点滴療法はさらに効果的といえます。

白内障が起こる際、水晶体に含まれるタンパク質が変性する原因はおもに酸化です。グルタチオンは、その酸化を防いでタンパク質の変性を抑え、白内障の進行を遅らせる薬です。この薬で白内障の進行を完全に止めることはできません。あくまでも「進むけれどもその進行を遅らせる」という薬です。

さらに、白内障の進み方に勢いがついてしまうと、この薬が効かないケースも多くなります。白内障の治療薬の効果については、病状による差や個人差が大きいので、その点を知っておくことが大切です。

まだ自覚症状もほとんど出ていないような初期の白内障で、できるだけ進行を遅くしたいという場合には、使う価値のある治療法といえます。一方、見えづらさを自覚して眼科にかかり、白内障であると判明した場合、たいていはある程度進んでいて勢いがついているため、点眼薬や点滴療法の効果はあまり期待できない場合が多くなります。

「白内障の治療薬」というと、その薬でよくなっていくのではないかと期待する人もいると思います。実際には点眼薬で治療していてもほとんどの場合進んでいくので、そのことを知っておくことが大事です。誤解したまま何年も点眼薬をさし続けて、手術のタイミングを逃すことがないように注意が必要です。

30年で大きく進化を遂げた白内障手術

日進月歩の医療技術の中で、最も進化を遂げたものの一つが白内障手術です。

現代の白内障手術は、濁った水晶体を超音波装置で摘出し、代わりに眼内レンズを挿入するという術式ですが、眼内レンズが登場する60年以上前は、術後に牛乳瓶の底のような分厚いメガネをかけることを余儀なくされていました。また、超音波装置が普及する50年以上前は水晶体をまるごと取り除いていたため、切開創を10㎜以上広げて縫合する必要があり、乱視が強く出てしまうという問題がありました。感染症の発生も懸念材料となっていました。

その後眼内レンズや超音波装置が普及し試行錯誤の時代が続き、この30年間で劇的な進歩を遂げることになります。眼内レンズは、プラスチック製の硬い素材からアクリル製の柔らかい素材となり、折り曲げて眼内に挿入できるようになりました。さらに挿入器具（カートリッジ）の進化も重なり、切開創は６㎜から２㎜と小切開化に成功し、術後の炎症および乱視問題が劇的に改善されました。超音波装置も改良が重ねられ、同時に手術手技も進化し、合併症がほとんど発生しない安全な手術になりました。そして白内障手術にまつわる検査精度も格段に向上し、理想の視機能がかなり高い確率で実現可能となったのです。

こうして、現在の精度の高い白内障手術が確立されました。

手術時間は10分ほど、手術による体への負担もほとんどないため原則日帰りで実施されます。点眼による麻酔薬のみで痛みはほとんど感じません。術後に眼帯はせず、保護用メガネをかけてそのまま帰宅できます。通常、片目ずつ手術を行いますが、両目同時に行うことも可能です。白内障手術の具体的な流れは次のとおりです。

【白内障手術の流れ】

① **麻酔**：点眼薬で麻酔を行います。
② **角膜切開**：黒目の縁を2㎜ほど切開します。
③ **前嚢切開**：水晶体の前面に円形の窓を開けます。
④ **超音波水晶体乳化吸引**：濁った水晶体を専用の超音波装置で砕いて取り除きます。
⑤ **眼内レンズ挿入**：残した水晶体嚢の中にレンズを移植します。

私のクリニックでは、自費診療の多焦点眼内レンズを選択するか、難易度の高い白

フェムトセカンドレーザー

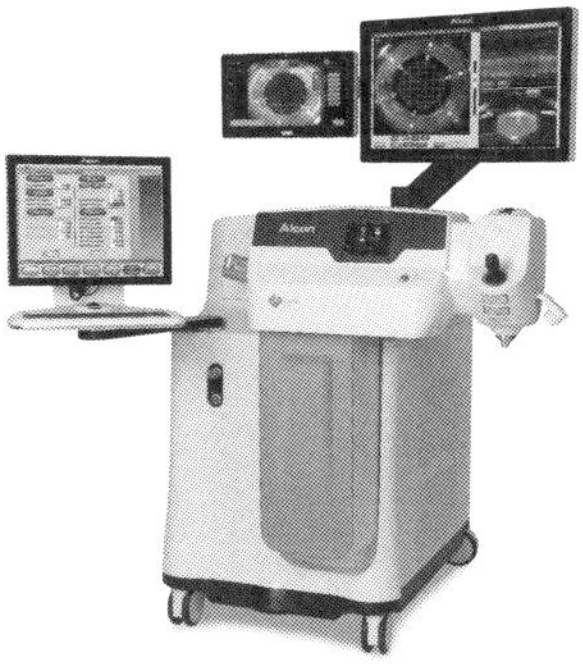

内障手術の場合に、フェムトセカンドレーザーを用いた白内障手術（Femtosecond Laser-Assisted Cataract Surgery）を行っています。この手術は英名の頭文字をとってＦＬＡＣＳと呼ばれます。

フェムトセカンドレーザーは、フェムト秒すなわち１０００兆分の１秒という私たちの想像を超えた短い時間で照射を行うレーザー装置で、人間の手では絶対にまねできない超高精度な手術を実現できます。

ＦＬＡＣＳでは、角膜切開、前嚢切開、水晶体を砕くすべてのプロセスをレーザーが20秒ほどで実施します。角膜切開では、すばやく正確に切開できるため、角膜へのダメージや感染症のリスク、切開による乱視を軽減してくれます。前嚢切開では、人の手では再現できない正円と呼ばれる完全な円に切開できるため、眼内レンズをより安定的に設置できます。水晶体分割では、通常は超音波装置を用い医師の手で行う工程をレーザーが正確かつ瞬時に実行してくれるため、周囲の組織へのダメージを軽減し、水晶体嚢が破れるなどの合併症のリスクを減らしてくれます。こうしてFLACSにより、多焦点眼内レンズや乱視矯正眼内レンズの性能を向上させることが期待されています。

フェムトセカンドレーザー手術は自費診療になるため費用はかかりますが、より安全で効果的な白内障手術を受けたい場合には、よい選択肢となります。

タイミングを逃さないように手術を検討

近年、白内障の手術は安全性も精度も格段に高くなっており、近視、遠視、乱視、さらに老眼の矯正まで同時に行えます。そのため、生活の質を高める目的で以前より早い段階で手術を行う傾向になってきています。

眼球の構造

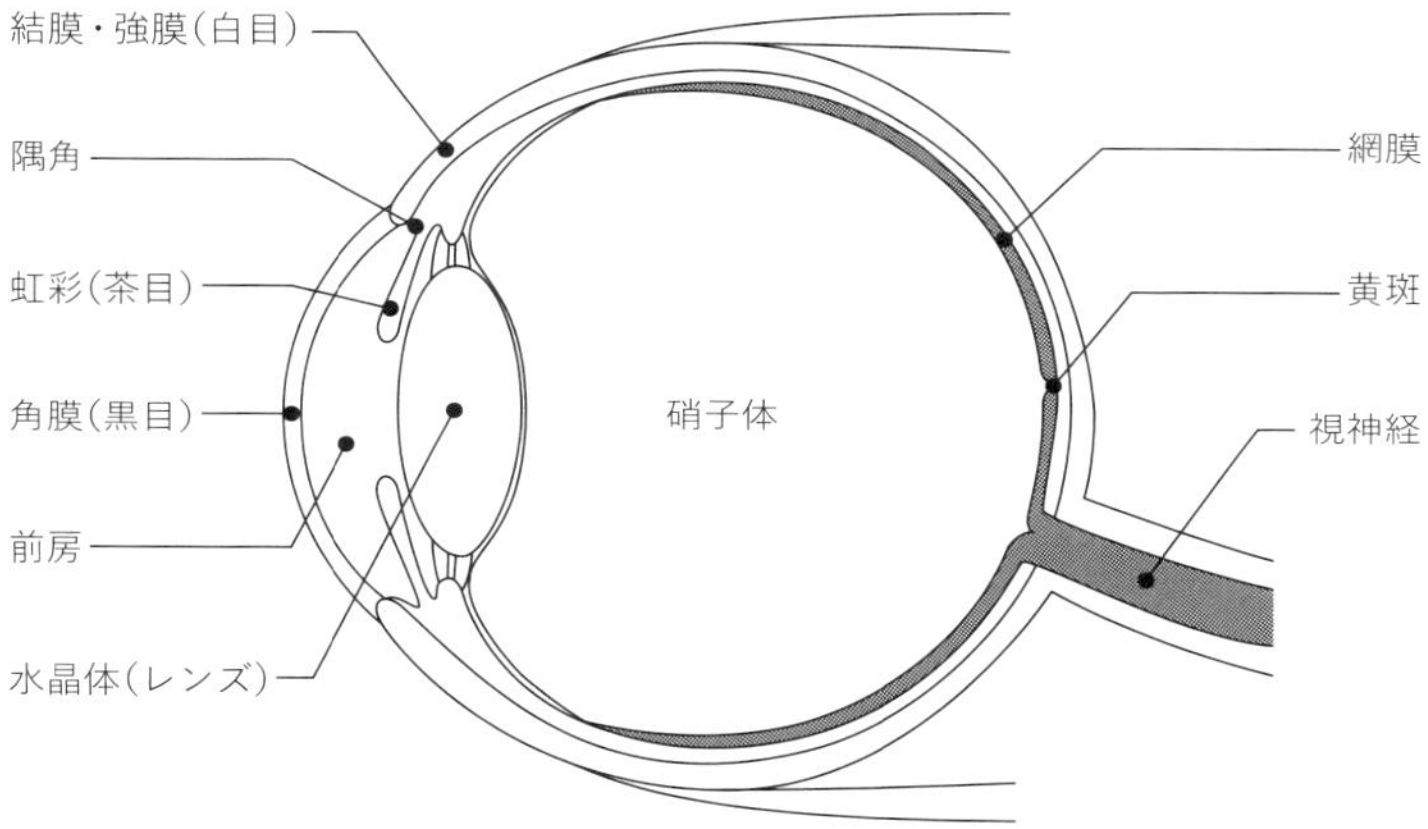

とはいえ、どの時点で手術に踏み切るかということに悩み、迷う人はもちろん少なくありません。私たち眼科医は、手術を受けるタイミングの目安として「生活に支障が出たとき」とよく患者に話します。一般的な白内障であれば、手術のタイミングが多少遅くなっても手遅れになることはほとんどないので、じっくり主治医に相談しながら手術の時期を検討することができます。

ただし、もともとの体質や白内障のタイプなどによっては、タイミングが遅れることで手術の難易度が高まり合併症の頻度が増す場合もあるので注意が必要です。例えば、眼科での検査時に「前房が浅い（浅前房）」とか「隅角が狭い（閉塞隅角）」と言われた人は、見え方に関係なく、早期の手術を検討すべき場合があります。前房とは目の角膜から虹彩までの部分を指します。体質的にここが狭い人は、角膜と虹彩の接する部分にある隅角というところも狭くなっています。目の中には房水という水が流れていますが、隅角はその水が目の外に流れていく出口です。

白内障は水晶体が濁っていく病気ですが、実は同時に水晶体が膨らんでいくことがあります。前房が浅い人は、水晶体が膨らんでくると隅角がますます狭くなり、房水の流れが悪くなります。すると眼圧が上がって急性緑内障発作という状態になることがあるのです。急性緑内障発作は、最悪の場合は短時間で失明することもある危険な状態です。

それを防ぐために、たとえ白内障が軽くても、水晶体が膨らんできて急性緑内障発作を起こす危険が近づいていると判断されたら、早めの白内障手術が必要になります。

そのほか、水晶体の中央にある核の部分から混濁する核白内障の場合にも、一般的な皮質白内障とは異なる危険があるので注意が必要です。核白内障では、周囲から白濁が進む皮質白内障に比べ、ある程度進んでも透明度はそれなりに保たれるという特徴があります。

また、水晶体の核が硬くなって屈折率が変わり、近視化するのも核白内障の特徴です。そのため、「老眼だったが、近くが見えるようになった」「目がよくなったから手術しなくてもいい」と思う人が少なくないのです。

しかし、核白内障は時間が経つほど核がどんどん硬く、砕きにくくなるので、非常に難しい手術となります。手術時間が長引くと同時に、合併症を起こすリスクも高まります。

この場合、最も怖い合併症は、水晶体嚢の後ろ側が破れてしまう後嚢破損というトラブルです。後嚢破損が起こると、水晶体自体が硝子体の中に落下してしまいます。

硝子体は、ゼリー状の組織ですが、白内障手術を受ける年代になると液化と呼ばれる現象が進み、かなり弾力がなくなって液体に近くなっていきます。そのため、硝子体に落ちた水晶体の中身はすぐ網膜まで落ちてしまうのです。そのままにしておくと、網膜に炎症が起きたり、刺激によって網膜剥離を起こしたりする危険性があるので、至急、硝子体手術が必要になります。

さらに、水晶体嚢が破れることで多焦点眼内レンズは入れられなくなります。単焦点眼内レンズであれば、水晶体嚢の前のほうが残っていたらそこに固定したり、眼球を包んでいる強膜に固定したりすることによって挿入できます。つまり、多焦点眼内レンズを希望する人は、後嚢破損が起こると予定していた眼内レンズが入れられなくなることがあるため手術のタイミングは重要となります。また、単焦点眼内レンズを希望する人でも、手術のリスクが高まります。核白内障の場合は、特に主治医によく話を聞いて手術のタイミングを逃さないようにすることが大切です。

ただどんな白内障も早く手術をすればよいということではありません。近年の白内障手術は近視、乱視など屈折矯正が可能という情報が広まり、視力がよくても手術を希望される方が急増しています。

この状況に相関し、実は術後に不満を訴える人も増えています。実際どんな優秀な眼内レンズも、人の水晶体にはかないません。そのため、早すぎる手術は完璧に行えたとしても、コントラスト感度や異常光視症、そして調節力の観点で手術前より見え方が劣ってしまいます。言い換えると術後に満足できる人は、白内障に伴う症状が、眼内レンズのデメリットを超えた時点で手術を受けた人ということになります。

このことから、白内障手術のタイミングは遅すぎても早すぎてもよくないのです。多くの人は自分で手術のタイミングを見極められますが、その判断が困難な人がいるのも事実です。白内障が本格的に生じてくる60代以降の方は、手術の適切なタイミングを見逃さないためにも年に一度の眼科検診をおすすめします。

「もっと早く受けておけば……」と後悔する人も

白内障の症状の感じ方は人それぞれで、同じような症状でも「まったく気にならない」という人から「つらくてたまらない」という人までさまざまです。「普通なら生活がかなり不自由になって困るはず」というほど白内障が進んでいても、不思議なことにさほど支障なく生活している人もいます。

ライフスタイルによって求められる目の見え方は違ってきます。あまり活動的でなく、文字や細かいものを見る必要もない生活であれば、白内障が進んでも意外と困らないということもあるようです。白内障が進んでも「気にならない」「困らない」というのは、少し考えるとよさそうに思えますが、実は危険性をはらんでいます。一般的に白内障は、多少手術の時期が遅れても大きな問題が生じることはほとんどありませんが、あまりにも遅くなってしまうとさまざまな弊害が出てきます。

白内障にはさまざまなタイプがありますが、いずれの白内障タイプも長年放置しておくと水晶体全体に混濁が生じ、「成熟白内障」といわれる進行した白内障になることがあります。ここまで進むと本人はもう見えませんが、私たち眼科医も眼底が見えなくなります。そのため、ほかに目の病気がないか診断できないまま、そして核の硬さも分からないまま手術を余儀なくされるため、当然手術の難易度も格段に上がります。成熟白内障は見た目にも白く濁った状況が分かるようになります。

さらに進行した白内障に「過熟白内障」というタイプがあります。過熟白内障は水晶体全体が硬くなった状態で、色は茶色から褐色に変化していきます。この状態まで放置してしまうと、チン小帯という水晶体の支えが弱まったり、後嚢破損の発生率が急激に高まったりするなど手術の危険性が跳ね上がります。また、患者が多焦点眼内レンズや乱視用レンズを希望しても挿入できなくなり、手術を無事終えたとしても思うような視力が出なくなる確率が高まります。

白内障の手術はそんなに急ぐ必要はないとはいえ、見た目にも水晶体の白さや濁りが分かるほどになったら、たとえ本人は気にならなくても早く手術を受けることが大切です。超高齢社会の今、白内障手術後の人生も長いので、できるだけタイミングを逃さずに、安全かつ効果的な手術を受けてほしいと思います。

白内障手術のタイミングは「生活に支障が出たとき」というのは一応の目安ではありますが、白内障の症状の感じ方は個人差が大きく、進んでも生活への支障を自覚できない場合があることは念頭においておく必要があります。

「白内障が進んでいるのに気にならない」という人とは別に「進んでいるのは分かっているが、手術が怖いので気にならないふりをしている」というケースもあります。

現在の白内障手術がいかに安心・安全といわれても、目の手術を受けるのは誰しも怖いものです。しかも白内障手術が今のように安全かつ短時間に広く行われるようになったのは、ここ20～30年のことです。それ以前は麻酔のために眼球へ注射を行ったうえで、今より5倍ほど大きく白目を切開して濁った水晶体をそのまま取り出していました。水晶体を取り出したあとはしっかり縫わなければならず、術後は見えるようになるまで時間がかかり、かつ縫合の影響で強い乱視が出て苦労する人も多かったのです。親や祖父母がその時代の白内障手術を受け、様子を見聞きしたことがある人なら、余計に白内障手術は受けたくないと思うのも無理はありません。

しかし医療技術は進歩しました。手術を避けたい気持ちはよく分かりますが、そのまま手術を受けないでいるのは、かえってリスクを高め余計に怖い思いをすることになりかねません。また、人生という長いスパンで考えるとＱＯＬを低下させ、損失を招くこともあり得ます。

正しい知識や新しい情報を取り入れてくれれば、現在の白内障手術が怖くも痛くもなく、術後には快適に見えるようになることはすぐ分かるはずです。実際、「手術は怖いから受けたくない」という人に、私から丁寧に現在の白内障手術の情報を伝えると、「それなら受けてみます」と言ってくれることがよくあります。そういう人はたいてい術後に、「こんなに簡単に見えるようになるのなら、もっと早く受ければよかった」と言います。「手術を避けていたことが悔やまれます」と言う人もいます。

現在の白内障手術は、よほど進行してからでなければしっかりクリアに見えるようになり、眼内レンズの選び方次第で近視や乱視、そして老眼の治療まで兼ねられます。

大げさではなく、その後の人生が変わるといってもいいほど快適に見える目になるのです。

白内障手術を受けて自分の望む見え方に慣れたら、その分、幸せな生活を手に入れたといってよいと思います。しかし、その前に手術を怖いと思い込んで避けていた期間がもし10年あるのなら、本来その幸せは10年前に手に入るはずだったわけで、大きな後悔をすることもあるでしょう。

日進月歩の医学界において、白内障手術が特筆されるものであることは明白な事実です。白内障手術を適切な時期に受けることで、より幸せな生活を手にしてもらいたいと思います。

白内障手術で挿入する眼内レンズの種類と特徴

満足できる白内障手術を受けるためには、手術の時期も重要ですが、自分の希望に合う眼内レンズを選ぶことが大きなポイントになります。眼内レンズには大きく分けて単焦点眼内レンズと多焦点眼内レンズがあります。

●単焦点眼内レンズ

1つの距離だけにピントが合うレンズです。保険診療で行う白内障手術ではこのレンズが使われます。合わせた焦点以外の場所を見るには、メガネが必要になります。例えば遠方に眼内レンズの焦点を合わせて近方を見るときには老眼鏡をかけ、近方に焦点を合わせて遠方を見るときは近視用のメガネをかけることになります。

●多焦点眼内レンズ

複数の距離にピントが合うように設計された眼内レンズです。遠方と近方または遠方と中間にピントが合う2焦点眼内レンズもありますが、最近では遠方・中間・近方にピントが合う3焦点眼内レンズが主流になっています。また、近方から遠方までを間断なく自然に見ることができる焦点深度拡張型（EDOF）というタイプの多焦点眼内レンズも登場しています。できるだけメガネをかけないで生活したいという人には多焦点眼内レンズが合っています。また多焦点眼内レンズの一部は保険診療で用いることができますが、多くは選定療養という制度（2024年11月現在）や、もしくは自由診療の中で用いることになります。最近は多焦点眼内レンズがますます進歩し、連続焦点型と呼ばれるものや、完全に自費診療にはなりますが、5焦点眼内レンズなどが登場しています。

眼内レンズの進化をたどる

現在の眼内レンズの礎は、第二次世界大戦中にさかのぼります。ハロルド・リドレー医師の発明により作製されたプラスチック素材（ＰＭＭＡ製）の眼内レンズが、１９４９年にはじめて水晶体摘出後の眼内に挿入されました。ただ、プラスチック製で形状も現状に比べかなり大きかったため、眼内レンズ偏位や脱臼が多く徐々に衰退していきます。眼内での安定を図るため隅角固定型の眼内レンズが開発されましたが、これも角膜が白く濁る水疱《すいほう》性角膜症が多発し衰退していきます。次に虹彩支持型の眼内レンズが登場するなど、しばらく試行錯誤の時代が続きます。水晶体の袋を残し中身をまるごと取り除く水晶体嚢外摘出術や、超音波装置で水晶体を砕きながら摘出する超音波水晶体乳化吸引術など白内障の術式の発展に伴い、再び眼内レンズは水晶体の袋に挿入する後房型のレンズに置き換わっていきます。

1980年代に入り、シリコンやアクリル系の軟性素材で眼内に折り曲げて挿入できる眼内レンズ（フォルダブル眼内レンズ）が開発され、創口《きずぐち》を大きく広げずに手術ができるようになりました。そして超音波水晶体乳化吸引術とフォルダブル眼内レンズの組み合わせによる小切開白内障手術が本格的に広まることとなります。フォルダブル眼内レンズの挿入は当初セッシで半分に折り曲げる方法で行っていましたが、専用のインジェクターが開発され、より小切開からの挿入、汚染防止、操作の簡便化が図られるようになっていきます。

こうして白内障手術全体が発展し精度が上がっていくに従い、付加価値を持った眼内レンズが続々と登場していきます。それまでは術後にメガネをかけて見えるようになればよかったのですが、トーリック眼内レンズの登場により、近視、遠視に加え乱視まで矯正する、レーシックなどと同じ屈折矯正手術の様相を呈してきました。さらに多焦点眼内レンズの登場で老眼治療も可能となり、劇的な発展を遂げました。

単焦点と多焦点眼内レンズの見え方の特徴

単焦点眼内レンズは文字どおり一点にのみ焦点が合うタイプで、合わせた距離は多焦点眼内レンズより鮮明に見えます。ただ、ピント合わせの力は眼内レンズ自体には備わっていないため、年齢にもよりますが手術前より老眼がかなり進んだ状態になります。そのため合わせた距離以外を見るときは必ずメガネが必要です。

多焦点眼内レンズは複数の距離に焦点を合わせる光の分配に伴い、コントラスト感度の低下や異常光視症、ワキシービジョンなどの副症状を生じる可能性があります。色の濃淡を見分ける力をコントラスト感度といいますが、単焦点眼内レンズでは、焦点の合う距離を見たときのコントラスト感度は多焦点眼内レンズより優れています。具体的には単焦点眼内レンズが色濃く鮮明に見えるのに対し、多焦点眼内レンズは柔らかい見え方になります。

多焦点眼内レンズの特徴的な見え方として、夜間に光がにじんで周囲に輪っかが見えるハロー現象、光が広がってまぶしく感じるグレア現象が比較的高い確率で起こり

単焦点眼内レンズ・多焦点眼内レンズのメリット・デメリット

	単焦点眼内レンズ	多焦点眼内レンズ
メリット	・健康保険適用なので手術費用が安い ・焦点を合わせた距離ははっきり見える	・遠くから近くまでメガネなしで、ある程度見える ・選択肢の幅が広い
デメリット	・焦点を合わせた距離以外はメガネが必要	・健康保険の適用外で費用が高い ・レンズにより夜間の光がにじんで見える ・レンズにより見え方の質が劣る

ます。レンズの種類によっては、光が放射状に広がるスターバーストという現象が起こり、ハロー・グレアと合わせて異常光視症と呼ばれています。またごくまれですが、脳が多焦点眼内レンズ特有のコントラストに順応できず、ロウを塗ったように見えづらくなるワキシービジョンが生じます。

これらの症状は徐々に慣れてしまいほとんどの場合問題となりませんが、感覚的なことのため、人によっては我慢できず眼内レンズを単焦点に入れ替えざるを得ない事態になることが極めてまれに起こります。

白内障手術後に満足する人と不満な人の違い

さまざまな病気の治療では、必要な手術を受けてそれが成功すれば、人は「ああ、よかった」と思うのが普通です。病気になったこと自体は不幸と感じても、手術の成功には満足するはずです。

ところが、白内障の手術はそうではない場合が散見されます。手術が成功しても、不満を抱いたり、「こんなはずではなかった」と後悔したりする人が少なくないのです。そうなる理由はいろいろあります。眼内レンズを決めるときには、自分の求める見え方をしっかり主治医に伝えてよく説明を聞き、納得して選ぶことが大切ですが、デメリットの部分を理解しないまま手術を受けてしまうと、不満の残る結果を招きやすくなります。

よくあるケースとして、元来近視の人が白内障手術でメガネがいらなくなるというメリットだけをもとに、手術を受けたとします。当然、単焦点眼内レンズを遠方に合わせれば近視がなくなり、遠くは裸眼でよく見えるようになります。しかし、今まで裸眼で見えていた近方はほぼ見えなくなり、かなり不満が残ると思います。

また、多焦点眼内レンズによってメガネが不要になることを期待し手術を気軽に受けてしまうと、夜の運転がハロー・グレアにより怖くてできなくなり困るでしょう。通常は時間とともに頭が慣れて気にならなくなりますが、仕事で夜に運転をしなければならない人にとっては、一定期間仕事ができなくなり大問題です。

このように眼内レンズは、自分がどの距離をしっかり見たいかということと、ハロー・グレアなどのデメリットをどの程度許容できるのかということを、よく医師と相談しじっくり選ぶことが大切です。デメリットの部分をしっかり把握しておけば、多くの場合は満足のいく結果が得られます。

また、どんなに慎重に眼内レンズを選んでも、あまりにも理想や期待値の高い人は現実の見え方がそれに及ばないとガッカリすることになります。眼内レンズは、非常に高性能になってはいるものの、白内障になる前の水晶体にはかないません。

私のクリニックでは、白内障が軽度で理想が高そうな人への手術はどんなにお願いされても断ることが多いです。生活に支障の出る強度の近視や遠視、そして乱視の人では白内障が軽くても手術を引き受けることがありますが、その場合でも眼内レンズの見え方のデメリットを十分に説明し、よく納得されれば手術を行います。眼内レンズのデメリットはすべての人に同等に生じるものですが、それをよく知っている人は想定内のため納得でき、よく理解しないまま受けた人からは大なり小なり不満が出てくるものです。

乱視の有無も重要です。私のクリニックでは規定以上の角膜乱視はすべて矯正しますが、眼内レンズの費用が病院の持ち出しとなるため、乱視矯正眼内レンズは使用しないという眼科は少なくありません。いくら近視や遠視がなくなっても、乱視が残っては満足度が低下してしまいます。特に多焦点眼内レンズの場合に乱視が残存するとすべての距離が見えづらく、結局メガネが必要となるため、なんのためにお金をかけて多焦点眼内レンズを選択したか分からなくなってしまいます。

友達の感想をもとに手術を受けると不満を感じやすい

日々の診療で多くの白内障手術を行ってきて私が特に実感しているのは、友達に勧められてそのままの勢いで手術を受けるのは危ないということです。

友達が白内障の手術を受けて、「世界が変わったようによく見える」などと絶賛しているのを聞いたり、また勧められたりして手術を希望するケースは多々あります。いうまでもなく自分と他人ではさまざまな条件が違っていて、同じ手術を受けても同じ満足度が得られるとは限りません。その条件の違いとしては、次のようなものがあります。

●白内障の程度

一番に挙げられるのは白内障の程度です。その友達がかなり白濁の進んだ状態で手術を受けたとすると、満足感は大きくなります。例えば、視力が0・1くらいになってから手術を受けて1・0になったら、世界が変わったと思うのは当然で、誰でも感激するはずです。ところが自分はそれほど白内障が進んでおらず、まあまあの視力を保っている状態であれば、同じ手術を受けても満足度はまったく違ってきます。それどころか、手術前の状態次第では不満と後悔を抱くことにもなりかねません。

友達と自分の白内障の程度がどんなふうに違うのかは重要なポイントですが、当然それを定量的に確認することはできません。

●メガネ使用者か否か

手術を受けた方のメガネの使用歴も重要です。昔から強度の近視、遠視そして乱視で分厚いメガネをかけて生活してきた人なら、白内障手術はそれらの屈折異常をすべて矯正できます。術後に分厚いメガネをかけなくて済む分、かなり快適になるはずです。それに対し、もともと目がよく裸眼で生活していれば、メガネがなくなる喜びは存在しないため、当然術後の満足度も変わってきます。

●多焦点か単焦点か

単焦点眼内レンズは1つの距離にしかピントが合わない一方で、ものをハッキリ見ることができ、ハロー・グレアが起こりにくいというメリットがあります。逆に多焦点眼内レンズは複数の距離にピントが合ってメガネがほぼいらなくなる半面、ものの見え方が微妙に劣り、ハロー・グレアが出やすいというデメリットがあります。

友達の勧めで受診することと自体は、自分の目についていろいろと知ることができるため十分意味があると考えています。

ただ医師の意見より、友達の意見を強く信用し、誤った理解のまま手術を受けてしまう人が多くいます。

自分と他人はすべてにおいて異なるため、手術を受けた人の評価は参考程度に受け止め、自分の目の状態を十分理解し納得したうえで手術を受けることが重要です。

乱視についての知識を備えておくことも大切

乱視は、軽微なものを含めると、ほぼすべての人に存在します。そのため白内障手術を受ける際には乱視について知っておくことも重要です。

乱視は、角膜や水晶体のゆがみのために、目に入ってきた光の焦点が複数できてしまう状態です。軽微であれば自覚されませんが、一定以上になると文字やものが二重に見える、ぶれる、ぼやけるなどの症状が出てきます。

乱視には、角膜や水晶体が一定の規則性を持ってゆがんでいる正乱視と、不規則にゆがんでいる不正乱視があります。乱視矯正用のトーリック眼内レンズで矯正できるのは正乱視のみで、不正乱視はうまく矯正できません。

矯正できる正乱視がどの程度、また不正乱視がどの程度残るかを知っておくことは大事です。私のクリニックでは、人生に一度の白内障手術をより有意義なものにしてもらうためにトーリック眼内レンズを積極的に用いていますが、矯正できない不正乱視に関しては事前に乱視が残ってしまうことを説明しています。

特に多焦点眼内レンズの場合、乱視を０に近づけることは極めて重要です。乱視が残ってしまえばすべての距離が見えづらくなり、満足度はかなり低下してしまいます。正乱視は確実にトーリック眼内レンズで矯正し、不正乱視が多く残るケースでは、多焦点眼内レンズを選択しないほうがよいです。

角膜乱視を専門に調べてくれる検査機器がありますので、多焦点眼内レンズを希望する際は、手術する病院に設置の有無を確認したほうがよいかもしれません。

また、自分に乱視があるかどうかを医師や検査員に聞いて、もしあるということならその乱視が手術でどこまで矯正できるかを確認したほうがよいです。そうすれば、術後の見え方の予測がある程度つきますし、多焦点眼内レンズの適応かどうかも自分で判断がつきます。病院によってトーリック眼内レンズを扱っていない施設もありますので、場合によっては対応してくれる医療機関に変更することも必要でしょう。

乱視には、白内障手術の切開によって生じる惹起《じゃっき》乱視というものが存在しますが、現在の手術の切開幅はかなり小さいため大きな影響は受けません。ただ個人差や執刀医の差もあるため、惹起乱視の存在は知っておくとよいと思います。

後悔しない眼内レンズ選びのポイント

単焦点眼内レンズであれば、自分のライフスタイルや仕事、趣味などに合わせて、最も見たい距離にピントを合わせるのが基本です。読書が好きな人なら近方に合わせ、メガネなしでゴルフや車の運転をしたいという人なら遠方に合わせるようにします。

できるだけメガネをかけたくないという人なら多焦点眼内レンズを選ぶことになります。多焦点眼内レンズにもそれぞれ製品の特徴があり、また医療機関ごとに扱っているレンズが違うので、自分に合う眼内レンズがあるかどうかを確認することも必要です。

これまで使っていたメガネの状態も、眼内レンズ選びの大きな参考になります。私は、必ずこれまで使っていたメガネやコンタクトレンズを見せてもらって、基本的にはそれに合わせることを提案しています。

例えば、近視のある人はこれまで裸眼では近くが見え、遠くはメガネをかけて見ていることがほとんどです。単焦点眼内レンズなら、それと同じように近くにピントを合わせ、遠くを見るときはメガネをかけてもらうのがいちばんなじみやすいものです。さらに、きっちりクリアに見えるメガネを使っていた人なら、眼内レンズもそれに合わせてシャープに見えるものにし、緩めの度数のメガネを好んで使っていた人なら矯正の度合いをやや緩くするなど、メガネをヒントにして本人にも確認したうえで、よりしっくりくる眼内レンズを選ぶようにしています。

最近では多焦点眼内レンズがもてはやされる傾向にありますが、すべての人に多焦点眼内レンズが合うわけではありません。細かいものを扱う職人や、色合いを正確に見ることが重要なデザイン関係の仕事の人、仕事でなくても絵や写真が趣味で細部や色合いにこだわりがある人、もともと繊細な人や神経質な人などは多焦点眼内レンズが向かないことがあるので注意が必要です。

このほか、眼内レンズ選びで要注意のポイントとして次のようなことがあります。

●近視の人が遠くにピントが合う単焦点眼内レンズを希望するとき

もともと近視がある人が、白内障手術は近視を治すチャンスだからと考えて遠くにピントが合う単焦点眼内レンズを希望することは少なくありません。その場合、「近視が治る」といえば、遠くが見えるうえに、これまで見えていた近くもそのまま見えると思い込んでいる場合が多いものです。

しかし、単焦点眼内レンズで遠くの距離を選んだら、裸眼では近くにピントが合わなくなります。近くを見るときには老眼鏡が必須となるので、それをよく認識しておかないとこれまで見えていた近くが見えなくなって「こんなはずではなかった」と後悔することになりかねません。

よって遠くも近くもメガネなしで見たいときには、多焦点眼内レンズを検討する必要があります。

●モノビジョンを希望するとき

インターネットなどで知識を得て、モノビジョン法を希望する患者が一定数みられます。モノビジョン法とは一般的に優位眼（利き目）を遠見用に、非優位眼を近見用に矯正することで意図的に屈折差をつけ、遠方から近方まで見える範囲を広げ、良好な両眼開放視力の獲得を目的とした老視矯正法です。

単焦点眼内レンズによるモノビジョン法は屈折差を大きくする必要があるため、術後屈折差を許容できるか、眼位や両眼視機能が保てるかなどに注意して行う必要があります。そのため手術前に眼位の定量評価を行います。一定以上の近見外斜位がみられた場合は、術後に間欠性外斜視を起こし立体視が低下しやすい傾向があることから、モノビジョンの適応から除外しなければなりません。

中等度から強度近視の人は元来良好な近方裸眼視力を有しているため、モノビジョン法の近方の見え方に物足りなさを感じることが多く、原則対象となる症例の多くは正視から遠視の人になります。ただし満足のいく結果を出すには、優位眼の良好な遠方裸眼視力が必要なため、屈折誤差を極力なくし、乱視があればトーリック眼内レンズでしっかり矯正する必要があります。

また、モノビジョン法の適応範囲を広げるために屈折差を小さくしたマイルドモノビジョン法や、比較的若い人には非優位眼に多焦点眼内レンズを挿入するハイブリッドモノビジョン法を選択するなど、それぞれの症例に適した方法で長期的な恩恵が受けられるようにします。近年登場した明視域の広い眼内レンズを組み合わせ、屈折差を小さくすることにより、今後モノビジョン法が適応拡大されることも期待されています。

●緑内障や加齢黄斑変性などの病気があるとき

緑内障や加齢黄斑変性などの病気があり、視覚障害がある程度生じている場合には、多焦点眼内レンズの適応にはならず、単焦点眼内レンズを使うことになります。費用をかけて多焦点眼内レンズを入れても、白内障以外の病気で見えづらさが残れば享受するメリットが減ってしまいますし、かえってより見えづらくなることもあるためです。

人によっては、白内障手術を受ければ、緑内障や加齢黄斑変性で低下している視力の分まで回復するのではないかと誤解している場合もあります。白内障手術はあくまでも白内障治療のためのもので、緑内障や加齢黄斑変性まで改善するわけではないので、そのことを理解して手術を受ける必要があります。

もちろん白内障が原因で低下していた分の視力は、手術で回復します。ただし、白内障手術で視界がクリアになる分、緑内障や加齢黄斑変性の煩わしい見え方がより感じやすくなることも予想されます。同様の理由で白内障手術後に飛蚊症が余計気になったと言う人も多いです。

白内障手術は、「友達がやってよさそうだったから」「インターネットによいと書いてあったから」「医療機関で勧められたから」などの理由で簡単に決めるのではなく、眼科で自分の目の状況を知り、納得して受けることが何より大切です。術後に満足できるかどうかは、術後のリアルな見え方を想定できているか否かで分かれます。

不安や疑問がある場合は、解消するまで眼科の医師やスタッフに相談することが大切です。それでも不安が残る場合は、浅前房や成熟白内障などの急を要する理由がなければ、手術を待ったほうがよいと思います。

なお、白内障手術で入れた眼内レンズについて、どうしても不満や不快感などが大きく我慢できない場合は、既存の眼内レンズを取り除き、新しい眼内レンズに入れ替えることも可能です。ただし、手術から年月が経つほどレンズが周りの組織に癒着して取り出すときに危険を伴うので、その判断は慎重に行う必要があります。

白内障手術の合併症と対策

白内障手術は安全性が高い手術ですが、わずかながら合併症も生じます。以降は事前に知っておいたほうがよい合併症や手術にまつわる不具合事象です。

●後嚢破損

白内障の手術中に起こり得る合併症です。超音波装置で水晶体を砕いている最中などに水晶体を包んでいる袋の後方部分（後嚢）が破けてしまうことで、種々の問題が生じます。亀裂が小さければ特段問題ありませんが、大きく裂けると眼内レンズをその袋（水晶体嚢内）に入れることができないため、多焦点眼内レンズを予定していた方は単焦点眼内レンズへの変更を余儀なくされます。水晶体が眼内に落下した際は硝子体手術を併用して落下した水晶体を摘出しなければなりません。

●眼内レンズの度数ずれ

白内障手術を行う際には、事前の検査や術中の検査などで最適な度数の眼内レンズを計算して挿入しますが、まれに目指した最適な視力にならない場合があります。軽度であればメガネで調整し、大きくずれた際は眼内レンズの入れ替えか、医療機関によってはアドオンレンズというもので補正します。

アドオンレンズとは、白内障手術で挿入した眼内レンズの上にもう1枚眼内レンズを重ね視力を矯正する方法です。アドオンレンズによって、白内障手術後に残った近視、遠視および乱視を改めて矯正することが可能です。昔、単焦点眼内レンズを入れて老眼が残っている目に対し、多焦点アドオンレンズを使って老眼治療をすることもできます。アドオンレンズは医療保険適用外のため、治療費は全額自費となります。

●眼内レンズ偏位

白内障手術では、通常眼内レンズを水晶体嚢に入れ固定します。水晶体嚢はその全周をチン小帯という無数の線維状の組織で眼球に支えられています。加齢や外傷そしてアトピーなどが要因で、チン小帯の支えが弱まり眼球の壁から外れると、眼内レンズが傾いてしまうことがあり、この状態を眼内レンズ偏位と呼びます。眼内レンズが大きく傾いたり、水晶体嚢ごと眼球内に落下したりすると急激に見えづらくなります。その際は眼内レンズを取り除き新しい眼内レンズを眼球に固定する手術を行います。

●眼内炎

術後ごくまれに感染やアレルギー反応による重篤な炎症を起こす危険性があり、これらを総じて眼内炎と呼びます。白内障手術による眼内炎は、数千件に1度発生するといわれています。重度の感染が疑われる場合は、緊急で硝子体手術を行いますが、適切な処置を行っても視覚障害が残ることがあります。

●後発白内障

白内障手術後、数カ月から数年経って水晶体嚢が濁りだし、白内障と同じような症状が起きることがあります。これを後発白内障と呼び、YAGレーザーという治療機器で後嚢中央の濁った部分だけを切り取り視力を改善させます。白内障手術後に最も多く見られる合併症です。

●機械トラブル

白内障手術に用いる超音波装置やレーザー装置は超高性能機器であるがゆえに、十分なメンテナンスを行っていても不具合が生じることがまれにあります。その際は代替機で行うか、改善されるまで手術日を延期する必要があります。

●術後の飛蚊症

白内障手術を受けてよく見えるようになると、もともとの飛蚊症が悪化したように錯覚するケースがあります。どうしても気になる場合は、専用のレーザー治療で軽減することができます。また網膜剥離などの病気から起きている病的飛蚊症の可能性もあるため、自覚した際はすぐ医師に伝えてください。

●多焦点眼内レンズ手術後の手元の見え方に慣れないとき

多焦点眼内レンズを入れた人は、初めのうち近くの見え方に戸惑う場合があります。そんなとき、早く慣れるためのおすすめのトレーニングがあります。できるだけ大きな文字が書いてある本を用意します。その本をまず目のすぐ前に近づけます。最初はぼやけて何も見えないはずですが、そこからゆっくり離していき、ピントの合う距離で手を止めます。これを何度か繰り返していると、近くの見え方に早く慣れて距離感をつかめるようになります。

白内障手術は病院選びから

白内障手術を受けたいが、どの病院で受けるか悩まれる人は多いと思います。当然手術が上手な先生にしてもらいたいという願望はあるかと思いますが、私でもほとんどの眼科医の技量を把握できていないため、一般の人が評価するのは困難だと思われます。その辺りは実際手術を受けた人の評価を参考にされるのがよいかもしれません。

そこで一般的に評価しやすい病院選びのポイントを私なりに考えてみました。

まずは執刀医との相性です。患者の希望する見え方を聞き、ライフスタイル、仕事、趣味そして性格的なところまで配慮し、親身になって眼内レンズを選んでくれる医師や検査員の存在は大切です。検査の結果、希望どおりの眼内レンズにならないこともありますが、その際も執刀医が理由をしっかり説明し納得できる見え方を一緒に選べる状況が望ましいです。また、手術の実際やその危険性について十分に説明し、不安や疑問な点について尋ねやすく、それに分かりやすく答えてくれることも大事な条件です。

さらに欠かせないのが、精度の高い医療機器を備えていることです。

現在、白内障の検査・手術に関する機器は目覚ましく進歩しています。それらを駆使してこそ、高性能の眼内レンズを正しく活かすことができます。進歩した白内障治療の恩恵を受け、残りの人生を自分の望む見え方で過ごすためにも、精度の高い医療機器を備えた病院で手術を受けることが重要と考えます。精度の高い医療機器を備えている眼科では、通常、そのことを広く知らせたいと考えていますから、ホームページで公開しています。以降は白内障手術で精度を高めるために必要な医療機器となります。

●眼軸長・角膜曲率測定

眼内レンズの度数計算においてどの計算方法を選択したとしても、眼軸長測定は必須項目となります。眼軸長測定方法には、超音波Ａモード法と光学式の２種類が存在します。

超音波Ａモード法はすべての症例で測定可能ですが、測定精度がやや劣り術後の屈折誤差が生じる原因になりやすいです。そのため操作が簡便で、測定値のばらつきが少ないレーザー光干渉法を用いた光学式の眼軸長測定装置が開発され、現在主流となっています。眼軸長のみならず、角膜曲率半径（角膜屈折力）や前房深度・角膜横径などの眼内寸法も一度に測定できることから、近年の白内障手術には必須の検査機器です。

しかし光学式は成熟白内障や過熟白内障では測定困難となるため、両者を併せ持つ必要があります。光学式の代表はIOLマスターで、その後ARGOS、OA-2000、EYESTAR900などが発売されています。特に多焦点眼内レンズを希望する際は、手術をする施設がこれら光学式の眼軸長測定装置を備えているかを確認したほうがよいと思います。

●ORAシステム（術中波面収差解析装置）

白内障手術で使う眼内レンズの度数は、事前によく調べますが、それでも一定の割合で誤差が出ます。特に強度の近視や遠視および乱視の方、そしてレーシック眼の方などは屈折誤差が起こりやすいため元来注意が必要でした。そこで、手術中により正確な度数を割り出せるORAシステムが注目を浴びています。また多焦点眼内レンズでは屈折誤差が大きなリスクになり得るため、ORAシステムへの関心がより集まっています。ＯＲＡシステムは手術で水晶体を摘出したあとに、術中リアルタイムで計測し、そこからグローバルデータを基に最適な眼内レンズ度数を提案してくれます。術前検査の結果から眼内レンズ度数を予測していた従来の白内障手術に比べ、ＯＲＡシステムによるリアルタイム測定のほうが当然精度は高まります。さらに日々世界中の手術結果が集積され、常にアップデートされている点も特徴です。

●ベリオン（術中イメージガイドシステム）

術前検査で計測した患者のデータを入力しておくことで、手術のときの切開位置や乱視用眼内レンズの固定位置などを、手術中動く目を追尾し顕微鏡やモニターに映し出してくれる優れものです。ＯＲＡシステムと連動させることにより、より高精度な手術が可能になります。

●前眼部ＯＣＴ（ＣＡＳＩＡ２）

非接触で角膜、虹彩、水晶体そして眼内レンズなどの断層面を撮影できる検査機器です。乱視の状態を詳細に調べたり、前房の深さや隅角を調べ白内障による急性緑内障発作のリスクを確認したりできます。また、白内障手術後に視力低下の原因となる眼内レンズの偏心や傾斜の状態を確認し、治療の評価を行うこともできます。

●レーザー白内障手術

フェムトセカンドレーザーを用いた白内障手術で、ＦＬＡＣＳと呼ばれ、おもに自費の眼内レンズを選択した患者に使用されます。フェムトセカンドレーザーは、超短時間でレーザー照射を行う装置で、当院では２０１３年に国内承認を得たアルコン社のＬｅｎＳｘを使用しています。従来、医師の手で行っていた角膜切開、前嚢切開そして水晶体分割をフェムトセカンドレーザーは数十秒という短時間で正確に実施してくれます。精度が問われる多焦点眼内レンズでは、最適な手術法といえます。

眼科医に求められる探索力

手術が成功したにもかかわらず、不満を感じる人が出てくるのは白内障手術の一つの特徴といってよいでしょう。中にはそれが不可抗力である場合もありますが、多くは防ぐことができる事例だと考えています。

眼科医にとって白内障手術は日々の一コマにすぎませんが、患者にとっては人生に一度でその後の生活を左右する重要な手術です。そのような意識を私たちは常に持ち、一人ひとりの患者に寄り添いながら治療に当たるべきだと考えています。不満なケースの大半は医師と患者間のコミュニケーション不足が要因であると私は推察しています。患者が知らなければならない情報を伝えないまま手術をしたり、本来患者が望んでいる見え方を見抜けないまま手術したりしたなどという事例が多いのではないかと考えています。そのため、時には患者の性格まで推測し、要望とは異なる見え方を提案することもあります。

よくある例として、患者が自分なりに調べ特定の眼内レンズを指定して手術に来た場合に、そのレンズの短所をどれだけ許容できるかを私たち眼科医は聞きただださなければなりません。同じく患者が３焦点眼内レンズを希望している中でライフスタイルや性格を鑑みて、ＥＤＯＦや単焦点眼内レンズのほうが合っているのではないかと感じた際は、双方を提案しおのおの一長一短を伝え時間をかけ慎重に選んでもらいます。それで理想と異なったとしても、自分でよく悩み選び抜いた結果であればその不満は最低限にとどまり許容できることがほとんどです。医師との信頼関係を損ねることもありません。

私たちは目の専門家であり、日々情報や知識そして技術をアップデートさせながら長年白内障手術を行っています。それらの知見を参考にしてもらいながら、「より幸せになる見え方」を一緒に探求していくことが重要だと考えています。

白内障手術で幸せを手に入れるには

少なくとも日本において、白内障手術で失明することは、よほど重篤な感染が偶然起きない限りあり得ません。また、白内障手術は目覚ましく進歩し、近視・遠視・乱視といった屈折異常や老眼治療を兼ねて日帰りで安心して行えるようになりました。

こうした事実だけみれば、白内障手術を受ければみな幸せになれそうだと考えるのが当然です。しかし、技術や情報が進めば進むほど手術を受ける側の要求や理想も上がるため、不幸にも満足のいかない結果を招く事例が一定数生じています。まずこの事実を知ってもらうことが、それを回避する最初のポイントだと思っています。

ではどうしたら進歩した白内障手術の恩恵を存分に受け、人生の幸せの一助とできるかというと、私が思う要点は2つ、病院選びと手術を受けるタイミングです。

病院選びにおいて大切なのは、本章でも述べた最低限の検査機器が備わっていることと、十分なコミュニケーションのとれる医師や検査員の存在です。検査機器の精度が悪ければどんなに手術がうまくいっても予測した見え方から外れてしまい、満足いく結果にはなりません。より重要なのは医師との良好な関係性で、これが不足していると患者側は十分に要望を伝えることができませんし、医師の説明を懐疑的に受け取ることにもなりかねません。ひいては十分な知識を持つことなく手術に臨んだ結果、想定外の違和感が生じ不満を感じてしまいます。医師と対等な関係で十分な討論ができ、納得して手術ができる信頼関係を築くことがなにより重要と考えています。

手術を受けるタイミングも重要で、早すぎても遅すぎても問題が生じてしまいます。特に元来視力のよい人が白内障早期に手術を受けてしまうと、どんな優秀な眼内レンズも自分の水晶体よりは機能が劣ってしまうため、確実に不満を抱きます。逆に遅過ぎた場合は手術自体の難易度が高くなり、合併症により希望の眼内レンズが入れられないという事態が生じる可能性があります。できたら白内障が発症し始める50代以降、年に一度の検診を受け、自分の白内障を把握し適切な時期に手術ができるように準備しておくことをおすすめします。

信頼できる医師と十分に討論し納得したうえで手術を受けてもらえれば、幸せな結果が得られると確信しています。

第4章

緑内障・病的近視・
加齢黄斑変性……
失明の恐れがある目の病気と
その治療法

【最新版】失明原因トップ5をチェック

目を通し得られる幸せとは、生活に必要な視力を生涯にわたり維持できることです。その対極が失明という誰もが避けて通りたい事態です。私たちが情報の約80%を視覚から得ていることを考えると、目が見えなくなることによる損失とＱＯＬの低下は計りしれません。

多くの人が思っているより失明は意外と身近に起こり得ます。というのは、失明原因の上位に挙がっている病気は、誰でも起こし得る病気だからです。

その病気との付き合い方次第で、失明を防いで一生涯視力を保てるか、失明という最悪の事態を招いてしまうかが決まるのです。そう考えると、眼科の病気に関する知識があるかないかは、招く結果が天と地ほども変わる大きな違いです。

失明を回避するには、まずどんな病気が日本人の失明原因の上位になっているかを知り、それらの病気について正しい知識を得ていくことが重要です。日本国内では、ここ20年、順位の入れ替わりはあっても、緑内障、網膜色素変性、糖尿病網膜症、加齢黄斑変性、病的近視が失明原因のトップ5です。そして緑内障は失明原因のトップに居座り続けています。

網膜色素変性症の治療は確立していませんが、それ以外の病気のほとんどは適切な対応をすれば進行を遅らせ、失明を防ぐことが可能になってきました。青天の霹靂《へきれき》のように突然、不可抗力で視力が失われるというケースはあり得ません。失明原因のトップ5を占める目の病気について、それぞれの予防策や進行抑制のポイントを知り、実践してほしいと思います。

失明原因のトップに居座り続ける「緑内障」

緑内障は主に眼圧が原因で視神経が障害されて視野（見える範囲）が狭くなっていく病気です。眼圧とは眼球内の圧力のことですが、目の硬さと言い換えることもできます。

緑内障は、ここ20年ほど日本人の失明原因のトップに居座り続けている病気であり、しかも年々患者数は増えています。加齢とともに発症率は高くなり、現在、40歳以上の日本人の20人に1人が緑内障になっています。

増加の理由が加齢であるため、超高齢社会の中で緑内障自体が自然と増えています。また、検査機器や検査技術の進歩で緑内障の診断率が上がっていることも影響していると考えられます。診断率が上がっているのはよいことですがその分失明数が下がらなければまったく意味がないため、緑内障対策は私たち眼科医の喫緊の課題です。

眼圧は、角膜と水晶体の間を流れている房水という目の中の水の流れに左右されます。房水は毛様体から分泌されて目の中を流れていき、角膜と虹彩にはさまれた部分にある隅角と呼ばれる出口から静脈に流れ出ていきます。この房水の産生と排出のバランスが保たれることで眼圧は一定の範囲に維持されていますが、隅角が目詰まりしたり、狭くなったりすると眼圧が上がります。

緑内障には、閉塞隅角緑内障と呼ばれる房水の出口が狭いタイプと、開放隅角緑内障と呼ばれる房水の出口が広いタイプがあります。閉塞隅角緑内障は、主に遠視の人で構造的に隅角が狭い人に起こりやすいという特徴があります。そうした目の構造を持っている人に白内障が起こって水晶体が膨らんでくると、隅角がより狭くなったり塞がったりして閉塞隅角緑内障が起きてしまうのです。

閉塞隅角緑内障は急激に進むことがあり、著しい場合は急性緑内障発作と呼ばれる激しい症状が出ます。この場合、突然眼圧が50㎜Hg以上に上昇して目の痛みや頭痛、吐き気、嘔吐などが起こります。適切な治療をしないと短期間で失明に至ることもあるので、早急に医療機関で治療を受ける必要があります。

一方、開放隅角緑内障は房水の出口は広いものの、出口にあるフィルターが目詰まりを起こして房水の流れが悪くなっているタイプです。房水の出口は隅角ですが、隅角にはシュレム管という管状の器官があり、そこを通って房水が流れ出ます。シュレム管に蓋をするように線維柱帯という網目状の組織があり、それがフィルターの役目を果たしています。

そのフィルター役をしている線維柱帯が目詰まりを起こすのが開放隅角緑内障です。本来は線維柱帯があることで房水の流れが安定し、眼圧の調整もしやすくなっているのですが、困ったことにそこが目詰まりすると眼圧が上がってしまうのです。緑内障の大部分はこちらのタイプで、閉塞隅角緑内障と違って症状を自覚することなく慢性的に進んでいきます。

開放隅角緑内障の中には眼圧が高くなるタイプと、眼圧が正常範囲（10～21㎜Hg）でありながら視神経が障害される正常眼圧緑内障があります。日本人の緑内障のうち、約7割は正常眼圧緑内障といわれています。ですから、「眼圧が高くなければ緑内障の心配はない」と考えるのは危険です。緑内障の検査としては、眼圧検査だけでなく、眼底検査そして視野検査を受けることが重要です。

眼圧が正常の範囲内でありながら視神経がダメージを受けてしまう理由はハッキリとは解明されていませんが、もともと視神経が弱いことや視神経の血流が悪いことなどが影響して、正常範囲内の眼圧でも視神経に対する負担になるのではないかと考えられています。

開放隅角緑内障は慢性的に進むので、初期のうちは自覚症状がほとんどありません。進行してかなり視野の狭い状態になってようやく「見え方がおかしい」と気づき、眼科を慌てて受診する人が多数います。この段階になると緑内障はかなり進んでいて、いかなる適切な治療を施しても残念ながら失明に至るケースを私たちは数多く経験しています。

自覚症状が出てしまったからには、もちろんできるだけ早く受診することが大切です。ですから、緑内障の症状を知っておくこともよいですが、最も重要なことは自覚症状が出る前に発見することです。緑内障は自覚症状に頼るだけでは早期発見はできません。早期発見するには眼ドックや眼底検査が含まれている目の検診を受けることが不可欠です。

眼底検査を行うと、緑内障の患者では視神経の形状が特徴的なへこみ方（視神経乳頭陥凹拡大）をしています。眼科医が診ればすぐ分かるので、例えば日常の診療で受診したものもらいやドライアイなどの患者でも、私は原則確認するように心がけています。

そのように意識して診てくれる眼科医であれば、視神経の様子を診て「ちょっと怪しいから視野検査をしてみましょう」などという流れになり、自覚症状が出る前に日常の診療で緑内障を早期発見できることもあります。とはいえ、確実なのは普段から眼科で定期検診を受けることです。眼ドックや眼科検診で自覚症状が出る前に早期発見し、早期治療することが、緑内障による失明を防ぐ最も重要な第1のポイントです。

疲れ目や老眼と思っていたら、実は……

緑内障は自覚症状が出る前に発見するのがベストですが、その症状を知っておくことも大切です。もしも思い当たることがあれば、念のため眼科を受診しましょう。自覚症状が出てからでも、できるだけ早く受診するほうがよいのはいうまでもありません。

緑内障の主要な症状は視野が欠ける、つまり見える範囲が狭くなるということです。「視野が欠ける」というと、なんとなく欠けた部分は黒くなるように想像する人が多いと思いますが、実際の患者で視界の一部が黒くて見えづらいと訴えることはありません。皆、なんとなくかすむ、あるいはぼやけると表現します。いわば半透明のものを通してものを見ている感じで、進行とともにその部分が広がっていくイメージです。

ただし、両目で見ていると、一方の目に視野の欠けがあっても他方の目で補いながら脳が補正するので、症状を発見することは困難です。定期的に一方の目を塞いで片目だけで、カレンダー、新聞、本など、なんでもよいので日常にある同じものを定期的にチェックしてみることが大事です。加齢黄斑変性のチェックで用いられるアムスラーチャートで確認するのも有効です。

また、緑内障の患者は視野が欠け始めたときに、自分では意識していなくてもつまずきやすくなる傾向があります。ある調査では、目の病気がない人に比べて、緑内障の人は４倍以上転倒しやすいというデータが出ています。傾向として、下方の視野が欠けてきた人はよりつまずきやすく、転びやすくなります。上方の視野が欠けてきた人は頭をぶつけやすくなったり、信号を見落としやすくなったりします。

このような気づきから緑内障を疑うことができる場合もあるので、知っていて悪いことはありません。頭をぶつけたり、転びやすくなったりしたときに、「そそっかしいから」とか、「年のせい」などと済ませずに、「もしかしたら目の病気かもしれない？」と想像してみてほしいです。特に高齢者に対しては家族が意識して察知することも重要です。

緑内障治療における点眼薬の重要性

緑内障でダメージを受けた視神経は、今の医療技術では残念ながら元に戻すことはできませんが、進行を遅らせることはできます。そのためには進行抑制の効果がある点眼薬をきちんとさすことが非常に大切です。

これが緑内障による失明を防ぐ第2のポイントです。点眼薬のおもな作用は眼圧を下げることで、視神経へのダメージを減らし、緑内障の進行を抑制します。

見つかる時期にもよりますが、多くの場合はこの点眼薬をきちんとさしていれば、緑内障が多少進んだとしても、生涯における失明は回避することができます。私たち眼科医は、緑内障の患者に対しよく「人生の中で失明さえしなければ大丈夫ですから一緒に頑張りましょう」と伝えます。みな自分が緑内障にかかると「緑内障＝失明」と連想し大きなショックを受けてしまうためです。

基本的には緑内障は一生進み続ける病気で、長い闘いとなるため落ち着いてうまく付き合っていくことが大切です。過度な恐怖心は治療から逃げてしまうことにもつながるため、正しい知識と適切な対応を知ってもらうことから始めていきます。現状緑内障の進行を完全に止めることはできませんが、早く見つけて早く点眼を開始すれば進行を遅らせることは十分可能です。

そのような点眼薬があるのなら、なぜ緑内障が失明原因の第1位であり続けているのだろうと疑問に感じる人もいると思います。その理由は、点眼を開始するタイミングが遅かったことと、さすことを怠ってしまう人が多いことによると考えられています。

その背景には、緑内障の点眼薬の意味を知らない人が意外と多いことがあります。内服薬よりも、点眼薬は軽んじられやすいものです。眼科で処方された緑内障の点眼薬を、最初から完全にささないという人は珍しいとしても、たまに気づいたらさすという程度の人や、ついさすのを忘れがちという人が多いのです。時々忘れたとしても、大方さしていればよいだろうと思われがちですが、緑内障の点眼薬にはその考えは通用しない場合があります。普段しっかりさしていても1回忘れると一時的に眼圧は上昇します。またさせば下がるのですが、時々忘れるという状況が蓄積されると、眼圧の変動で視神経のダメージが進み、病気の進行に勢いがついてしまうケースがあります。そのため緑内障の場合、点眼薬を確実に毎日同じ時間にさすということは非常に重要です。

緑内障点眼とアドヒアランスについて

緑内障の進行抑制に用いられるおもな点眼薬には、次のような種類があります。多くは房水産生を減らすか房水排出を促すことで眼圧を低下させる薬です。

・プロスタグランジン関連薬：房水の排出を促進する薬で、一日1回の点眼で効果が得られます。緑内障の最も代表的な治療薬で、一般的にファーストチョイスとされます。

・β遮断薬：房水は毛様体で産生されますが、その産生を抑制する薬です。

・炭酸脱水酵素阻害薬：酵素に働きかけて房水が作られるのを抑制します。

・α_2作動刺激薬：房水の産生を抑制し、同時に房水の排出を促します。

・ＲＯＣＫ阻害薬：房水の排出を促す薬で、最近登場した新しい薬です。眼圧を下げる力が非常に高いことが知られています。

・ＥＰ２受容体作動薬：プロスタグランジン関連薬の一種で、最近登場した新しい薬です。プロスタグランジン関連薬の副作用がないタイプとして注目されています。

緑内障の代表的な薬であるプロスタグランジン関連薬には、いくつかの副作用があります。有名なのはまつげが太く伸びてくるという副作用です。まつげ美容でまつげを生やす薬と共通の成分が使われており、この副作用については、女性にはむしろ喜ばれることが多いものです。目の周囲にクマができるという副作用もあります。色素が沈着して目の周りが黒くなってしまうのです。緑内障の点眼薬で色素沈着を起こしやすい人は、十分に効かせようとするあまり何滴もさしてしまう傾向があります。点眼薬はすべて１滴で効くように作られており、多くさしても効果は上がらず、副作用が生じやすくなるため、緑内障のような長期継続する治療の場合、用法用量の遵守は特に重要です。色素沈着については、洗顔や入浴の前に点眼すれば、目の周囲にしみ込んだ薬液が流されるので防ぐことができます。このほか、上まぶたがへこんでくる上眼瞼溝深化《じょうがんけんこうしんか》という副作用もあります。

プロスタグランジン関連薬でも新しいＥＰ２受容体作動薬の場合は、こうした副作用がないために使いやすい薬となっています。

どんな薬でも、長期間使っていると目の充血が起きやすくなります。目の充血が気になる場合、一日1回の点眼薬でさす時間が調整可能なら夕方などの帰宅後に点眼薬をさすのがコツです。そうすれば、翌日の活動時には充血が軽くなっていることが多いものです。プロスタグランジン関連薬は慣例で夜寝る前にさすよう指示されることが多いのですが、朝さしても夕方さしても問題ありません。点眼薬の種類によっても違うので、主治医に相談のうえで調整してください。いずれにしても副作用と思われる気になる症状があれば自己診断はせず、主治医に相談して薬を変えるなどの対応をしてもらうことが大事です。

処方される点眼薬は1種類とは限りません。病状によっては複数の点眼薬が処方されます。一般に緑内障が重症になるほど点眼薬の種類が増えていき、3～4剤になることもあります。極力毎日同じ時間にさし、点眼と点眼の間は5分空けることが効果を高めるコツです。

このことに手間がかかることから、最近は2本の点眼薬を合わせた配合剤も作られています。例えば4つの点眼薬が必要な場合でも配合剤を使えば2本の点眼で済むので負担が大幅に減ります。

最近、緑内障の治療では「アドヒアランス」というものが注目されています。アドヒアランスは「固守」を意味する言葉で、医療現場では「患者が積極的に治療に参加し、医療側の指示を守れる度合い」といった意味で使われます。

２本が一体になった配合剤を使えば、複数の点眼薬が必要な患者のアドヒアランスを高める効果があることが分かっています。本数が減れば患者の手間が軽減されその分さし忘れなどが減るので、点眼の成功率が上がるというわけです。手間だけでなく費用についても、２本を別に処方するより配合剤のほうが安くなります。経済的にも患者にとって利用しやすい薬といえます。

緑内障に関しては、正しく理解し、適切な対応をとること、つまりアドヒアランスを高めることが非常に重要だと考えられています。

急に進みだす緑内障に注意

緑内障には、進行し始めると一気に進むという特徴があります。長年落ち着いていても、気を緩めると急に進むことがあるのです。その急に進み始めたところでしっかり対応できるかどうかということも非常に重要です。急に進んでも自覚症状がないことが多いので、兎《と》にも角にも緑内障に定期検診が必要な理由がここにあります。

緑内障による失明を防ぐ第3のポイントは、急激に悪化する状況を見逃さずに迅速に対処することです。具体的には、点眼薬を追加する、レーザー治療を行う、必要に応じて手術を実施することになりますが、さまざまな選択肢があるため状況に応じた適切な治療法が選ばれます。

しかしこうして急激に進みだした際、どうしても患者側は動揺し治療の決断が遅れてしまう状況をよく経験します。これを回避するには、はじめからいずれこういう事態が起き得るということをしっかり医師が説明しておくことと、患者もある程度想定しておくことが大切です。白内障手術の項目でも述べましたが、患者が知っていること、納得していることは医療の大原則で、医師患者間の信頼関係においても重要です。

日頃から良好な信頼関係が構築されていれば、いざというときも適切な判断が遅滞なく実施できるものです。特に緑内障においてはそれが重要と考えています。

近年注目の緑内障レーザー治療

緑内障の点眼薬には、新しい薬や合剤も出てきて使いやすくなってきています。一方で、最近は点眼薬の代わりとなり得るレーザー治療が注目され、次第に普及してきています。それは「選択的レーザー線維柱帯形成術」という治療法で、略称でSLTと呼ばれます。

開放隅角緑内障では房水の出口でフィルター役をしている線維柱帯が目詰まりを起こすことで房水の流れが悪くなります。その目詰まりの原因は、色素細胞がフィルターの目に詰まることです。そこで、専用のレーザー照射でその色素細胞を除去し、

SLTを行うレーザー機器

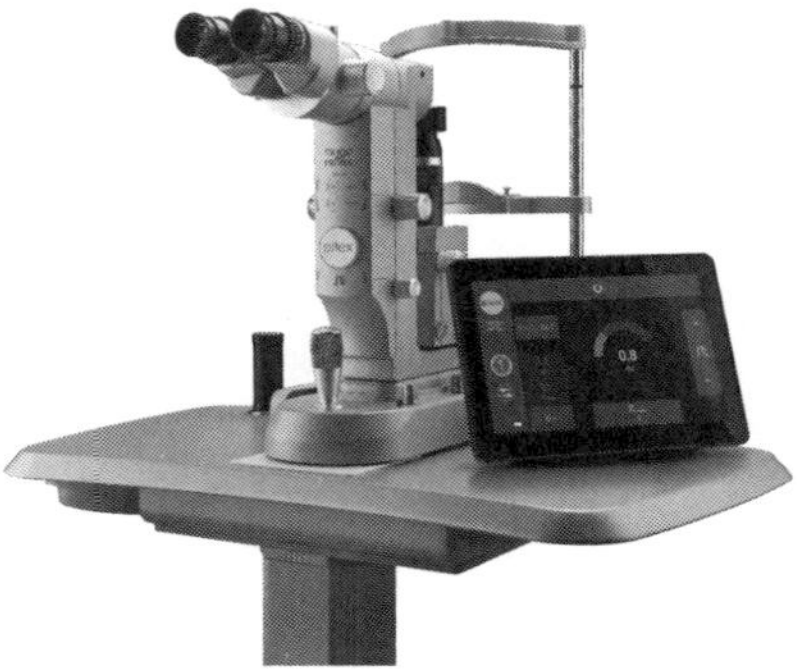

目詰まりを改善するのがSLTという治療法です。従来は同じ目的で、光凝固装置を用いたレーザー線維柱帯形成術という治療法を行っていましたが、この従来の方法では線維柱帯そのものや周囲の組織にダメージを与えることがありました。それに比べてSLTは、線維柱帯へ送られるエネルギー量が圧倒的に低く、しかも名称に「選択的」とついているとおり、フィルターを目詰まりさせている色素細胞のみに作用します。そのため低侵襲で後遺症レベルの合併症はまったく起きないとても安全な緑内障治療です。

SLTの眼圧下降効果は、最も効果の高い点眼と同等かそれ以上の効果が期待できます。

しかも１回照射すると年単位で眼圧を下げ続けてくれます。人によっては恒久的に効果を発揮します。その間視野が安定していれば点眼薬をさす必要がなくなるため、点眼薬と比べ経済的にも安価でメリットが大きいといえます。そのため欧米ではＳＬＴが緑内障治療のファーストチョイスになっています。

つまり、ＳＬＴはアドヒアランスを最も高める治療法といえます。

ＳＬＴは外来で２～３分の照射時間で終わり、後遺症はなく生活の制限もありません。数日充血と独特な違和感が生じる程度です。眼圧が上昇してきた際は何度でも繰り返し照射が可能です。

ＳＬＴは20年以上前に開発された治療法で、当時は効果が周知されず高額だったためになかなか普及しませんでした。最近、ようやく学術的に効果が知られるようになり、注目され始めて、採用する医療機関が増えてきています。とはいえ、全体から見れば導入している医療機関は少ないので、希望する場合は事前に確認することをおすすめします。

ＳＬＴと異なる別機序の緑内障レーザーにマイクロパルスレーザーがあります。このレーザーは白目（強膜）の上から房水を産生する毛様体に向け照射することで、房水産生を抑制し眼圧を下降させることができます。従来行われていた毛様体レーザーは毛様体破壊術ともいわれ、侵襲が強かったため主に重度緑内障の眼圧コントロールにのみ用いられてきました。

マイクロパルス技術を用いた本レーザーは熱凝固による周囲組織の損傷が軽減し、安全性が確立されています。痛みが強いためSLTと異なり必ず麻酔の注射が必須ですが、効果はSLT以上で、繰り返し照射が可能です。

大きく進歩した緑内障手術

点眼薬やレーザー治療で十分に眼圧が下がらないときには手術が検討されます。緑内障の手術として、最も広く行われているのは、線維柱帯切除術です。これは、手術で目詰まりした線維柱帯と白目にあたる強膜の一部を切除し、新たな房水の通り道を作る手術法です。

房水を目の外へ出すための経路とともに、白目に房水の溜まる袋のような部分を作り、ここで房水を吸収することで眼圧を下げます。眼圧を下げる効果が高い手術法ですが、術後はしばらく眼圧が変動しやすく、感染のリスクがわずかですが存在します。

線維柱帯切除術の進化版としてプリザーフロ®マイクロシャント緑内障ドレナージシステムが２０２３年３月に国内承認を得て登場し注目を集めています。プリザーフロ®マイクロシャントは全長８・５㎜の樹脂製の医療器具で筒状の構造をしていて、次のような特徴を備えています。

- 柔軟性が高い
- 生体安定性、生体適合性が高い
- 心臓血管ステントのコーティングとしての使用実績あり
- 動物由来成分でない

線維柱帯切除術と同様に白目（結膜）の下に房水の流出路を作製する手術ですが、プリザーフロ®マイクロシャントは強膜弁の作製、強膜縫合は不要のため、より低侵襲で術後合併症のリスクを減らすことができます。８・５㎜のデバイスを強膜から前房隅角に刺入し、残存部から前房水を誘導することで眼圧を下げます。

房水を眼外に排出する濾過《ろか》手術に対し、流出路再建術という手術方法もあります。線維柱帯からシュレム管への流出抵抗を軽減するために行われ、線維柱帯に切れ目を入れる線維柱帯切開術が主な術式です。私のクリニックではカフークデュアルブレードとマイクロフックを用いた低侵襲な線維柱帯切開術を行っています。術後一時的に前房出血を生じ見えづらくなる可能性がありますが、大きな合併症はなく安全性の高い手術です。流出路再建術の眼圧下降効果は15㎜Hg前後で、それ以上の効果をめざす場合は濾過手術を選択します。

このほか、白内障との同時手術で行う方法としてiStent挿入術というものがあります。これはステントを線維柱帯に留置することで、房水排出を促進し持続的な眼圧下降効果を目指す治療法です。私のクリニックでは長さ0・3㎜の極小のチタン製ステントを線維柱帯の2カ所に留置するiStent Inject Wを採用しています。所要時間は5分ほどで安全性は白内障手術と同等といわれており、本手技自体のリスクはほぼありません。緑内障の人が白内障手術を行う場合、まず検討すべき治療法です。

緑内障への意識を高めることで失明は必ず減らすことができる

眼科医療関連製品のメーカーである日本アルコンでは、２０１５年に「緑内障に関する意識調査」を実施しています。全国の40歳以上の男女計３６０人を対象に、一般層、緑内障の疑いがある層、緑内障患者層の各グループの緑内障に関する知識、受診行動、治療の実態を調査したものです。

それによると、「緑内障が日本人の失明原因の第1位である」という事実を一般層の約8割（79・2％）が知らないと答えています。緑内障について「まったく知らなかった」あるいは「名前のみ知っていた」と回答した一般層は約4割（39・2％）に達し、緑内障の治療法についての理解度を尋ねる質問でも、「点眼治療は一生涯続ける必要がある」という項目は13・3％、「日本人は眼圧が正常でも緑内障になる人が多い」という項目は9・2％といういずれも低い理解度で、緑内障に対する関心の低さがうかがえました。

なお、すでに緑内障と診断され治療を受けている患者のうち、自覚症状があって眼科を受診した人はわずか2割で、緑内障診断のおもなきっかけは「定期健康診断で指摘された」（50・8％）や「別の目の病気で通院している際に指摘された」（17・5％）が主体でした。この結果からも改めて、自分で自覚しづらい疾患であること、定期健診や眼科受診が緑内障の早期発見に重要な役割を果たしていることが分かります。

緑内障で失明しないためには緑内障のことをよく知り、今診断を受けていない人は眼ドックや検診での早期発見に努め、緑内障と診断されたら適切な治療を継続することが重要なポイントになります。言い換えれば多くの人が緑内障を理解し、正しい対応をしていれば緑内障による失明率は確実に下げられます。40代以降で眼科に縁のない人は、これを機にまず眼科検診を実践してもらえるとうれしいです。

遺伝性の病気で難病指定されている「網膜色素変性」

網膜色素変性は、目の中で光を感じる細胞である網膜に異常が起こる遺伝性の病気で、日本では人口10万人に対し18・７人の患者がいると推定されています。つまり、およそ5000人に１人に発症する病気で、特定疾患（難病）に指定されています。

特徴的な症状は、暗いところでものが見えにくくなる夜盲、視野狭窄《きょうさく》、視力低下の３つです。

網膜の中で光を感じる細胞には、錐体《すいたい》細胞と杆体《かんたい》細胞の２種類があり、錐体細胞は網膜中心部の黄斑に集中して存在し、視力や視覚を担います。杆体細胞は網膜の周辺に多数分布し、周辺の視野や暗い中で光を感じる働きを担います。

網膜色素変性では通常、杆体細胞から障害されるために、夜盲が最初に現れることが多く、進行すると周辺の視野が狭くなって、物にぶつかりやすくなったり、物が見えたり消えたりするという症状が現れます。異常に光をまぶしく感じたり、視界全体が白っぽく感じたりすることもあります。さらに病気が進行すると錐体細胞も障害され、視力低下を自覚するようになります。

基本的には進行性の病気ですが、その進行はとても緩やかで、数年あるいは数十年をかけて進行します。また病状の進行速度や症状の起こる順序には個人差があり、最初に視力が低下してから夜盲を自覚する人もいます。

網膜色素変性は眼底検査を受けることで早期発見できます。初期には、網膜の色調が乱れることによる「ごま塩状」の眼底変化、網膜血管が細くなる所見がみられます。中期になると、これらの変化が進行するとともに、骨小体様色素沈着という特徴的な色素沈着が眼底の周辺部に現れます。後期になると、網膜の変性は眼底の中心に広がり、黄斑部だけに正常な眼底の色調が残ります。さらに進行すると黄斑部にも変性が及びます。また後期には視神経乳頭も萎縮して、蒼白化《そうはくか》していきます。まれに、眼底に色素沈着がみられない場合もあります。眼底自発蛍光は、網膜色素上皮のリポフスチンの自発蛍光をとらえることで、病状を把握することができます。造影剤を使用する蛍光眼底検査とは異なり、非侵襲的なため有用な検査です。

視野検査は網膜色素変性の進行を調べるうえで重要です。初期にはリング状に視野が欠ける輪状暗点や部分的な視野欠損が生じます。進行すると中心に向かって視野が狭くなり（求心性視野狭窄）、周辺部の島状に残った視野も消失して中心の視野だけが残ります。

網膜電図（ERG）において、網膜色素変性の初期では反応が小さくなり、中期以降は反応がみられなくなるという特徴があります。

網膜色素変性の遺伝形式は、①常染色体顕性遺伝（優性遺伝）、②常染色体潜性遺伝（劣性遺伝）、③X染色体潜性遺伝（劣性遺伝）のすべての遺伝形式をとります。日本での頻度は、①が17％、②が25％、③が２％と報告されており、家系内にほかに患者がおらず遺伝形式が明らかではない孤発例も多く存在します。しかしこのような孤発例の中には、遺伝が隠れていることがあり、詳細な家系調査が欠かせません。

①　常染色体顕性遺伝

両親のどちらかが患者である場合、子どもにそれぞれ50％の確率で遺伝します。世代を縦に連続して患者が現れますが、発症せずに世代を飛び越えることもあります。

②　常染色体潜性遺伝

患者の両親のどちらもが病気の遺伝子を持つが発症しない保因者であり、患者の両親が近親婚である場合に多くみられます。子どもそれぞれに25％の確率で遺伝します。世代を縦に患者が現れることはありません。

③ X染色体潜性遺伝

X染色体に病気の遺伝子があり、女性が保因者となって、家系内の男性に病気が現れます。保因者の女性から生まれた男児は50%の確率で発症し、50%は正常です。一方、女児は50%が保因者となり、50%は正常です。男性の患者から家系内の男性に直接遺伝することはありません。

網膜色素変性の原因遺伝子は、これまでに40種類以上が報告されていますが、これらの異常があてはまるのは、網膜色素変性の患者のごく一部と考えられています。ほとんどの患者ではいまだに原因となる遺伝子異常が不明で、今もなお新しい遺伝子異常の報告が続いています。それぞれの患者で原因遺伝子を解明しても、ただちに診断や治療に結びつくわけではありませんが、病気のしくみの解明や治療法の開発に役立ちます。

できるだけ進行を抑えるために紫外線を防ぐメガネを使用

残念ながら、網膜色素変性で異常を起こした視細胞を元に戻したり、確実に進行を止めたりする医学的治療法は確立されていないのが現状です。進行を遅らせることを期待して、夜盲を改善する暗順応改善薬、ビタミンA剤、血液循環をよくする薬などが用いられますが、効果は証明されていません。

治療法の開発を目指して、網膜神経保護、遺伝子治療、網膜幹細胞移植、人工網膜などの研究が世界中で進められています。中でも病気の進行を遅らせるための網膜神経保護については、米国で臨床試験が始められており、今後の研究成果が待たれます。

日常の中でできる対策として、紫外線対策があります。網膜色素変性の根本的な原因は遺伝子の異常ですが、紫外線への暴露が加わるとより視細胞の変性が進みやすくなることが分かっています。そこで、網膜色素変性と診断されたら、紫外線を効果的に防ぐ遮光メガネをかけることを推奨します。メガネの色はオレンジ色か赤色が最適ですが、美容上の問題から通常のサングラスでもかまいません。網膜色素変性の人はまぶしさを強く感じる場合がありますが、そのまぶしさを軽減してものを見やすくするためにも役立ちます。

ロービジョンケア（視覚に障害があるために生活になんらかの支障をきたしている人に対するすべての支援の総称）では、残っている網膜の機能を最大限に活用して、少しでも社会生活を送りやすくなるよう工夫します。活字を見やすくするルーペや拡大読書器など、病状に合わせて選びます。

もう一つ、網膜色素変性の人に注意してほしいことがあります。それは、白内障の手術を決して急がないということです。

一般的に白内障手術そのものは安全性と性能が高まって、屈折矯正や老眼治療も兼ねて行えるようになってきたため、比較的早めに行うことが多くなってきています。しかし、網膜色素変性の人に限っては、できるだけ白内障手術の時期を先にして、ある程度生活に支障が出てくるまでは手術をしないことが重要です。

網膜色素変性の人が白内障手術を受けると、急速に症状が進む場合があります。白内障になると、濁った水晶体が目の中に入る紫外線を防いでくれるようになりますが、その水晶体を除去して透明の眼内レンズを入れる白内障手術によって、目に入る紫外線が多くなることが影響するのではないかと考えられます。眼内レンズの多くには紫外線遮断フィルターやブルーライト遮断フィルターが組み込まれていますが、それでも手術は遅らせたほうが賢明です。

なお、網膜色素変性は厚生労働省の事業である医療費助成制度の適用疾患です。よいほうの目の矯正視力が０・６以下の場合、あるいは矯正視力が０・７以上であっても視野狭窄がある場合、患者本人からの申請があれば医師は難病患者診断書・網膜色素変性臨床調査個人票を記載します。それを管轄の保健所に提出し、基準を満たすと判断された場合は医療費の助成を受けることができます。また、視力や視野の障害の程度によっては身体障害者の認定を受けることもできます。

糖尿病３大合併症の一つ「糖尿病網膜症」

糖尿病網膜症は、糖尿病腎症・神経障害とともに糖尿病の３大合併症の一つで、わが国では成人の失明原因の上位に位置します。現在、日本人の失明原因の第1位は緑内障ですが、それ以前の1位は糖尿病網膜症でした。20年以上前には眼科にも重症な糖尿病網膜症の人が大勢来ており、失明する人も多かったのですが、近年はかなり減りました。

糖尿病の啓発が進んで、以前よりは血糖値コントロールに努める人が増えたためと考えられます。それでもいまだに失明原因上位の油断できない病気です。

網膜には光や色を感じる神経細胞が敷きつめられているとともに、無数の細かい血管が張り巡らされています。糖尿病で血糖値の高い状態が続くと、網膜の細い血管は少しずつ障害され、詰まったり変形したりし始めます。

血管が詰まると網膜のすみずみまで酸素が行き渡らなくなるため、網膜は酸欠状態に陥り、血流を確保するために新生血管と呼ばれる新しい血管を生やします。新しい血管が増えるならよさそうに思えますが、このようにしてできる新生血管は非常にもろいため、眼底出血を起こしやすくなります。

さらに網膜に増殖組織と呼ばれるかさぶたのような膜が張ってきて、これが原因で網膜剥離を起こすこともあります。このほか、網膜の中でも重要な黄斑に血管障害が起こると、黄斑浮腫という症状を起こします。黄斑浮腫は糖尿病網膜症の中でも深刻な症状で視力に直結するので要注意です。

これらの症状を起こした場合、早急に必要な医学的処置を行わなければなりません。それが遅くなると視力低下や最悪の場合は失明に至ります。糖尿病の血糖値コントロールが悪いことで起こるこれらの症状を総称して糖尿病網膜症と呼んでいます。

糖尿病網膜症は進行の程度により大きく3段階に分類されます。

●単純糖尿病網膜症

初期の糖尿病網膜症です。細い血管の壁が盛り上がる毛細血管瘤と呼ばれる症状や、小さな出血が現れます。血管からタンパク質や脂肪が漏れ出て網膜にシミができることもあります。血糖値がよくコントロールされるようになれば、これらは改善する場合もあります。この時期には自覚症状がほとんどないため、次のステージに進まないかどうかを定期検診で確認していくことが重要です。

●前増殖糖尿病網膜症

単純糖尿病網膜症より一段階進行した状態です。細い網膜の血管が広い範囲で詰まり、網膜に白色のシミ（軟性白斑）や部分的に血液が行き渡らない領域（網膜無血管野）が生じます。ここで網膜は新生血管をつくる準備を始めます。この時期になると目のかすみなどの症状を自覚する場合が多いのですが、自覚症状がないこともあります。このタイミングにレーザー治療をすることで進行の予防ができます。逆に治療が遅れると急激に進行することがありますので、糖尿病の方は定期検診が必須となります。

●増殖糖尿病網膜症

進行した糖尿病網膜症で重症といえる段階です。新生血管が網膜や硝子体に伸び、その壁が破れると、硝子体出血や網膜前出血、さらに増殖膜が生じ網膜剥離などが起きてきます。硝子体出血が起こると、視野に黒い虫やゴミのようなものが見える飛蚊症で自覚されます。また、出血量が多いと急速な視力低下が起こります。この段階になると、治療には硝子体手術が必要なケースが多くなります。

手術が成功しても、視力は十分には回復しないこともあります。この時期になると血糖値のコントロールをしても糖尿病網膜症が進行することが多くなります。特に年齢が若いほど進行が速いので要注意です。なお、黄斑浮腫に関しては、進行度に関係なく単純糖尿病網膜症の段階でも起こり得るので、その点にも注意が必要です。

血糖値を急激に下げるのは危険

糖尿病網膜症の根本原因は高血糖ですので、まずは何よりも血糖値コントロールに努めることが基本になります。この点では、眼科と内科とで連携して患者の治療や食事指導を行うこともあります。血糖値コントロールに努めながら、きちんと検診を受けて眼底の変化があればすぐに対処することが重要です。

ただし、血糖値コントロールで一つ気をつけなければならないことがあります。それは、急激に血糖値を下げるのはよくないということです。１～２カ月の血糖値を反映するヘモグロビンＡ１ｃという検査値の正常値は４・６～６・２％とされています。この数値が10％くらいの人が、例えば極端な糖質制限などを行って急激に血糖値を下げて６％くらいになった場合、糖尿病網膜症が急激に進む場合があります。

血糖値は高いこと自体問題ですが、乱高下が激しいとそれによっても血管障害が進みやすくなるのです。そのことを知っておいて、血糖値は着実に緩やかに下げることが大切です。

食事では、極端な糖質制限や偏った食事は避け、バランスのとれた食生活の中で緩やかに糖質を減らすとともに、糖質の吸収を妨げる食物繊維の豊富な野菜・海藻・キノコなどをたっぷりとったり、良質なタンパク質を適量とったりするのがポイントです。適度な運動で糖を消費するとともに筋肉を増やすことも重要です。特に食後に軽くてもよいので運動すると、食後の血糖値の上昇が抑制されることが知られています。食事と運動だけで血糖値を下げきれない場合は、内科で適切な薬を処方してもらうことも大切です。

治療開始のタイミングがすべてを変える

糖尿病網膜症で網膜無血管野が出現したときには、できるだけ早期に網膜光凝固術と呼ばれるレーザー治療を行います。網膜光凝固術は網膜の酸素不足を解消するとともに、新生血管の発生を予防したり、すでに出現してしまった新生血管を減らしたりする効果のある治療法です。また、最終的な失明原因となる網膜剥離や緑内障の予防にもなります。定期検診で適応となった方は速やかに実施すべき大切な治療法です。

一方、黄斑浮腫が生じたときには、抗ＶＥＧＦ薬治療という方法が効果的であるため、近年はよく用いられます。ＶＥＧＦは「血管内皮増殖因子」の頭文字で、新生血管を増殖させる物質です。この物質の働きを阻害する薬剤を目の硝子体に注射するのが抗ＶＥＧＦ薬治療で、新生血管を抑制し、血管からの漏出を防いで黄斑浮腫を改善する効果があります。なお、抗ＶＥＧＦ薬治療は、加齢黄斑変性などさまざまな病気に用いられます。

抗ＶＥＧＦ薬治療は、一定期間おきに繰り返す必要のある治療法です。その間隔や回数は病状によって違いますが、初回は１カ月おきに３回ほど行い、以後は病状に応じた間隔を指示されます。定期検診で再発のタイミングを見極め、薬物治療により黄斑浮腫をコントロールすることは糖尿病網膜症の治療において重要です。

このほか、レーザー治療で糖尿病網膜症の進行を抑えられなかった場合や、すでに糖尿病網膜症が進行して網膜剥離や硝子体出血が起こった場合には、硝子体手術が行われます。近年の硝子体手術は切開創が小さくなり、安全性や操作性が格段に向上したため重度の糖尿病網膜症に対して積極的に行われています。硝子体手術の実際は、眼球に小さな3つの穴をあけて細い手術器具を挿入し、目の中の出血や増殖膜を取り除いたり、剥離した網膜を元に戻したりする治療法で、眼科手術で最も高度なレベルの手術です。比較的緊急に行うことが多く、成功しても視覚障害を残す可能性があるため、この状況まで悪化する前に、血糖値コントロールに努めるとともに、適切な時期にレーザー治療や抗VEGF薬治療を受けるなどして増殖糖尿病網膜症への進行を防ぐことが最も重要です。

超高齢社会で増え続ける「加齢黄斑変性」

加齢黄斑変性は、加齢により網膜の中心部にある黄斑に障害が生じ、見たいところが見えにくくなるたいへん厄介な病気です。欧米では失明原因の第1位で、日本では比較的少ないと考えられていましたが、人口の高齢化と生活の欧米化により近年著しく増加しており、失明原因の第4位となっています。50歳頃から増えはじめ、高齢になるほど多くみられます。比較的最近まで治療法がなかったのですが、最近いくつかの治療法が新たに開発され、多くの患者で視力の維持や改善が得られるようになってきました。

加齢黄斑変性には大きく分けて滲出《しんしゅつ》型と萎縮型という2つのタイプがあります。網膜の外側には血管が豊富で網膜に栄養を送っている脈絡膜という膜があります。この脈絡膜から新生血管が生え、網膜の黄斑に伸びてくることが原因で起こるのが滲出型です。一方、新生血管は関係せず、黄斑そのものが変性してくるのが萎縮型です。

日本人に多いのは滲出型です。萎縮型は、10～20年という長い時間をかけて進むので、今のところ有効な治療法はなく、基本的に経過観察となります。なお、滲出型が長期慢性的に続くと萎縮型になっていくこともあります。

滲出型は急激な視力低下を起こし、失明原因となり得る病気です。萎縮型は、一般に進行が緩やかで、多くの場合、滲出型と比べると視力低下の程度も軽度です。治療の適応となる加齢黄斑変性は、滲出型となります。

加齢黄斑変性の症状としては、視界の中心部がぼやけて見えたり、ものがゆがんで見えたりするのが特徴です。特に、黄斑の中でもとりわけ重要な中心窩《か》という部分に変性が起きると強い症状が出やすくなります。

新生血管が破裂して中心窩に出血が及ぶと、突然の強い視力低下が起こります。できるだけそうなる前に、眼科を受診して必要な処置を受け、進行を抑えることが大切です。

加齢黄斑変性の診断・治療をするにはいろいろな検査を行いますが、最も重要で役立つのがOCTです。

網膜の構造は層になっており、それを断面的に観察すると黄斑の滲出の状態や新生血管の状態が詳細に分かります。OCTは体への侵襲がなく、短時間で測定できるので初診時でも診断できます。

なお、加齢黄斑変性は、できれば眼ドックや目の検診などで自覚症状が出る前に発見することが大切ですが、自覚症状で早めに発見するには格子状のアムスラーチャートを片目で見てチェックする方法が役立ちます。アムスラーチャートに限らず、格子状のものや直線状のものを片目で見てチェックすると、視界の中央のゆがみなどが発見しやすくなります。

抗VEGF薬の登場で予後が劇的に改善

加齢黄斑変性の治療法として、以前はレーザー治療や手術治療が多く試みられていましたが、いずれも治療成績は悪く予後不良の病気でした。2009年頃より抗VEGF薬治療が多く用いられるようになり劇的に治療成績は改善されました。

新生血管を増殖させるVEGFの働きを阻害する薬剤を、目の硝子体に注射するのが抗VEGF薬治療です。黄斑に伸びてくる新生血管の成長を抑え、そこからの滲出液や出血を止めることにより症状を改善させます。ただし、進行し、萎縮型に移行した場合には改善は難しくなります。加齢黄斑変性の場合も、早期発見・早期治療がポイントになります。

抗VEGF薬治療は、一定期間おきに繰り返す必要があります。病状に応じた受診間隔を指示されるので、それを守ることが大切です。

もう一つの加齢黄斑変性の治療法としては光線力学的療法があります。略称でPDTとも呼ばれる治療法です。光に反応する薬を腕の静脈から投与し、弱いレーザーを照射して新生血管を閉塞させる治療法です。ＰＤＴは専門病院に入院して受ける必要がある治療法です。加齢黄斑変性に対しては、抗ＶＥＧＦ薬治療を行うのが現在の主流になっていますが、それでも効果の出にくい症例にＰＤＴが行われます。また、抗ＶＥＧＦ薬に過敏症がある場合や目の感染や炎症がある場合などでＰＤＴを行うことになります。

予防には禁煙とルテインが必須

加齢黄斑変性は「目の生活習慣病」ともいわれ、さまざまな生活習慣に関係することが分かっています。喫煙が発症のリスクを高めるので、喫煙している場合は予防・進行抑制のために禁煙が必須です。また、高脂肪の食事や紫外線も要因になり得るといわれています。

逆に進行阻止に役立つとされる生活習慣として、ルテインを積極的にとることが推奨されています。ルテインはホウレンソウ、ニンジン、カボチャなどの緑黄色野菜に豊富に含まれています。これらの食品を心がけてとるのもよいことですが、本格的にルテインを補給して加齢黄斑変性の予防などに役立てたいときには、サプリメントを利用するのがよいと思います。サプリメントに含まれるルテインの量は、食事に含まれる量とは桁が違い、効率よく摂取できるからです。

実は、加齢黄斑変性では前触れとされる症状が見つかる場合があります。眼底検査で黄斑付近に黄色い沈着物が発見されるもので、これを「黄斑ドルーゼン」と呼びます。黄斑ドルーゼンは、健康診断などの際に40歳くらいから認められることがあります。

黄斑ドルーゼン自体は病気とはいえないのですが、これが見つかると将来的に加齢黄斑変性を起こす可能性があるため、きちんと定期検診を受けることが重要です。このような黄斑ドルーゼンが見つかった人は、サプリメントでルテインをとるとともに、食事でも緑黄色野菜を積極的にとるのがポイントです。

また、加齢黄斑変性は、明確には分かっていませんが遺伝的素因も関係するといわれています。そのため、近親者に加齢黄斑変性の人がいる場合も、眼科検診をおすすめします。

日本人の失明率上位「病的近視」

多くの近視では、メガネやコンタクトレンズによる矯正で良好な視力を得ることができます。しかし、近視の中でも「病的近視」という状態になると、眼底などにさまざまな合併症を生じ、矯正をしても視力が改善しない状態となり、ひどい場合は失明に至る可能性があります。

近視は成長期に眼軸、つまり眼球の前後の長さが伸びていくことで発症します。その眼軸が伸びる過程で弊害が起こることがあり、その代表が網脈絡膜萎縮や後部ぶどう腫で、総じて病的近視と呼ばれます。

病的近視では、眼球後部の変形などにより、特に視機能に重要な視神経や黄斑などの部位が機械的に伸展されるとともに変形し、さまざまな特有の眼底病変を起こしていきます。

●網脈絡膜萎縮

病的近視では、網膜や脈絡膜が高度に菲薄化《ひはくか》し、さまざまな萎縮性病変を生じます。これにはびまん性萎縮、限局性萎縮、ラッカークラックなどがあります。残念ながら今のところ萎縮した網膜・脈絡膜を元に戻す方法はありません。治療法の開発を目指して、現在、さまざまな研究が進められています。

●黄斑部出血

病的近視の方の約1割に、黄斑部という網膜の中心部分に出血が生じます。同様に近視の方で黄斑に単純出血を起こすことがありますが、この場合ほとんどが経過観察で改善していきます。

それに対し病的近視で起こる黄斑部出血は、網膜と脈絡膜を隔てるバリアの役割を果たすブルッフ膜に亀裂が入り、この亀裂を通って脈絡膜から新生血管という病的な血管が網膜に入り込んで増殖してしまうという病態です。突然の視力低下や変視症（ゆがみ）で発症することが多く、早期診断・早期治療が必要です。治療は抗ＶＥＧＦ薬を硝子体に注射して改善を図ります。

●近視性牽引性黄斑症

病的近視では、眼球が前後方向に伸びる際に、伸びきれなくなった網膜が剥がれてしまうことがあり、網膜剥離や網膜分離を起こします。病的近視の方の1割に起こり、放置すると網膜剥離が進んだり、黄斑円孔を起こしたり、より重篤な合併症に発展する危険性があります。治療には手術が行われますが難治であることが多いです。

●近視性視神経症・緑内障

病的近視は緑内障の危険因子でもありながら、眼球の異常な伸展により、視神経や周囲の網膜神経線維が機械的に障害されやすく、視野障害の原因となります。緑内障との鑑別が困難なため実に厄介な状態です。

成長期の近視抑制が極めて重要

成長期の眼軸の伸びについては、いくつかの方法で抑制や改善ができることが分かってきていますので、3つの主要な近視抑制法を紹介します。

●低濃度アトロピン点眼

アトロピンという薬を0・01%もしくは0・025%配合した点眼薬をさすと、成長期の子どもの近視進行を抑制できることが確認されています。1日1回、寝る前に点眼薬をさすだけという簡単な方法ですが、２年以上続けることで、成長期の眼軸の伸びを抑制し、近視の進行を軽減できます。

●オルソケラトロジー

ハードコンタクトレンズを寝ている間に装着して角膜の形を変化させ、コンタクトレンズを外したあとの視力を改善させる治療法です。毎晩装着することで、日中は裸眼でもよい視力を保ちながら生活できます。このオルソケラトロジーを成長期の近視が進む時期に行うと、子どもの近視進行を抑制する可能性があると報告されており、注目されています。

●レッドライト治療

６５０㎚の赤色光が過剰な眼軸延長を抑制する効果を有することが発見され、現在近視研究者らの間で最も注目されている近視治療です。レッドライトを発する機器を、１日2回、１回３分覗き込むだけで、近視抑制どころかわずかに改善する症例も数多く報告されています。

このように、近視の進行を軽減できれば、それだけ将来の病的近視を防ぐことができ、ひいては失明数を減らすことにつながります。

成長期の子どもに近視がみられ、親自身も近視の場合などは、将来の病的近視を予防するためにも、これらの活用はよい手段といえます。

世界で注目される「近視研究」

近視の研究が進み、近視により目の重大な病気のリスクが上昇することが分かってきました。近視が注目されるようになった一つのきっかけが、2019年にWHOが眼疾患に関する初めての世界規模の調査を行ったことでした。WHOはその調査結果の発表で近視の増加について警鐘を鳴らしました。報告書には、「屋内で過ごす時間と近距離で作業する活動が増加しているため、近視に苦しむ人が増えている」と記載されています。

一方、オーストラリアの視覚研究所では、2010年に約20億人だった世界の近視人口が、2050年には世界人口の約半分に相当する50億人に達すると推測しています。そのうち約10%は強度近視とされており、「近視パンデミック」という言葉が生まれました。

近視の発生には人種差があり、特に日本を含むアジア圏では近視が多いことが知られています。これは受験戦争で屋外活動が激減し、近距離でものを見る時間が増えたことが要因であるといわれています。

現代までにさまざまな研究で、近視がない人に比べて近視がある人は、白内障、緑内障、網膜剥離、近視性黄斑症などの目の病気のリスクが高まることが分かっています。

特に強度近視だと、近視がない人に比べて白内障は5倍、緑内障は14倍、網膜剥離は22倍、近視性黄斑症は41倍という頻度で起こることが分かっています。軽度近視や中等度近視の場合も、近視がない場合に比べるとこれらの病気のリスクが高まるので要注意です。白内障以外は失明を招く病気であり、近視を侮るわけにはいきません。

現代は、もう「たかが近視」とはいえない時代になりました。特に日本ではもっと近視への関心を高める必要がありそうです。

多くの病気は早期発見で失明を防ぐことができる

失明に至る病気の多くは早期に見つけて、早期から適切な治療を受けることで改善したり、改善ができないものでも進行を抑制したりできます。そのため失明率を下げるには、やはり年に1回の眼科検診は欠かせませんし、それが唯一の手段と言っても過言ではないと考えています。

目の病気の中には、残念ながら今のところ治療法が見つかっていない病気もありますが、緑内障、糖尿病網膜症、加齢黄斑変性などは治療法が確立されています。進行を完全に止めることはできないまでも、進行を遅らせて、一生涯失明しないようにすることは可能なのです。

せっかくそういう治療法があるのに、失明寸前で受診する人があとを絶たないのは、本当に残念なことです。

40代以降はぜひ眼ドックなどの検診を活用し、万が一の事態に備えてもらいたいと思います。

目と幸せの関係性

情報の８割を視覚から得ている私たちにとって、目が見えなくなることは本当に大きなダメージです。幸せな視生活を送るために、極力避けたいのが失明やそれに準ずる視覚障害です。

世の中には先天性あるいは後天性の眼病で、視力を失いながらも幸せに暮らしている人は大勢いるので、失明＝不幸と短絡的にはいえません。しかし、重要なのは、「防げる失明は防ぐ」ということです。

本章で見てきたとおり、失明を招く病気のほとんどは、適切な対応で回避できます。このように、ちょっとした心がけで防げたはずの失明が防げずに視力を失ってしまったとき、人の嘆きはより大きくなるものです。それこそが避けられる不幸だと私は思います。

日頃から眼科で検診を受け、少しの知識を備えてもらうだけで、生涯、生活に必要な視力を保つという幸せを手中にできるのです。

第5章

生活の質は目の健康から
生涯クリアな視界で
人生を謳歌《おうか》する

見え方は「生き方」に左右される
生き方も「見え方」に左右される

日々、眼科の診療に携わる中で、人の求める見え方は千差万別であり、その人の生き様や個性を反映し実に多様である印象を受けます。特に白内障の患者に接していると、それが顕著に出ます。

例えば、同じ程度の白内障でも早々に見えづらさを訴える人もいれば、まったく気づかない人もいます。前者は白内障手術を早めに希望しますし、後者は当然ながら希望しません。白内障手術の際には、旅行やスポーツなどアウトドア好きでアクティブに過ごしてきた人は裸眼で遠方が見えるようになることを希望します。かたや読書や裁縫が趣味でパソコンが見えればよいと考えている人は手元や中間重視の見え方を希望します。また、医療技術の高いものを積極的に取り入れたいと考える人は遠近両用の多焦点眼内レンズを希望する一方で、メガネをかけて見えればなんでもいいと考える人、もしくは性格的に慎重な人は単焦点眼内レンズを希望します。人の求める見え方は、枚挙にいとまがなく、生き方の影響を大きく受けるといえます。

逆に「生き方が見え方に左右される」というべきケースにもよく遭遇します。あまり外出もせず、会話も少ない生活を続けていて、家族も「あまり社交的でないから、そんな暮らしが落ち着くのだろう」と思っていた高齢者が、白内障の手術後にガラリと変わったという報告を受けることがあります。

よく見えるようになった結果、見違えるように性格が変わり、快活にしゃべって外出も好んでするようになったというようなケースです。実はよく見えないことが外出を恐れさせ、自然と世界が狭まって行動も会話も少なくなっていたというわけです。

確かに白内障が進んでいって視界がかすんだ状態では、外出が億劫《おっくう》になるのも無理はありません。家に閉じこもっていれば発見や出会いもなく、話すことも少なくなっていくと思われます。その人は見える目を取り戻したことで安心して外出できるようになり、一気に世界が広がったのです。

同様のケースで、認知症の人が白内障手術を受けて認知症自体が改善していくことはよくあります。言い換えれば、見え方が悪くなると情報という刺激が遮断され、認知症が進行してしまう恐れがあるということです。

人の求める見え方は生き方に左右されますが、生き方もまた見え方に左右されるのです。白内障に限らず、眼科の治療で視力がよくなったり、保てたりするのであれば、できる限り早く適切な治療を受けて、見え方の質が人生の足かせにならないようにしてほしいと切に思います。

世界幸福度ランキングで日本はなぜ毎年50位前後なのか

私が「眼科診療を通じた幸せ」というものを考え始める一つのきっかけになったのが、毎年公表される「世界幸福度ランキング」でした。世界幸福度ランキングは、毎年3月20日の国際幸福デーに国連の持続可能な開発ソリューションネットワークが世界幸福度報告として発表しています。

幸福は抽象的かつ相対的なもので、国や文化によっても尺度が異なり、定量化は難しいものです。そこで、世界幸福度報告ではどのように幸福度を評価しているかというと、それぞれの国・地域の人々に「人生に対する評価」について質問し、そのアンケート結果に基づいて評価しています。

具体的には、「自分にとって最高の人生を10」「自分にとって最悪の人生を０」とし、０から10まで11段階で自分の人生を評価してもらった結果を集計し、国・地域の幸福度を算出しています。つまり、世界幸福度報告の幸福度は、その国・地域の人々が「どれだけ自分の人生に満足しているかの指標」とも言い換えられます。

その幸福度ランキングで、日本はだいたい50位前後です。２０２４年も51位でした。１４３カ国・地域の中なので低くはありませんが、あまり高くもありません。ちなみに1位はフィンランド、２位はデンマーク、３位はアイスランド、４位はスウェーデンと、上位は北欧の国が占めています。これはほぼ毎年の傾向で、高福祉の政策に加え、国民の自律性や自由度の高さが影響しているとみられています。

一方、日本の順位は毎年ほぼ50位前後ですが、２０２３年の47位からは4ランクダウンとなりました。特に日本人は30歳以下の幸福度ランキングが世界73位で、若い世代の人たちの人生に対する満足度が低いという結果が出ています。日本では世代格差などが問題視され、若者にとって厳しい社会であるといえますが、やはり気持ちの持ち方が大きいのではないかと思います。

重要なのは、なんのために生きるのか、なんのために仕事をするのかというところではないかと考えています。

例えば、お金はとても大切なもので、それを幸せの目標にするのも一つの方法ですが、お金を一番に考えてしまうと、収入や貯金額が増えたときは一時の快楽で終わり、下がったときに不幸になってしまいます。

収入がずっと上がり続ける保証もありませんし、幸せのためにお金を追い求めていると、かえって不幸になる可能性が高くなると私は考えています。お金はモチベーションや目的になるものですが、それに頼った幸せは、いつ足元から崩れるか分かりません。

私は、眼科医という仕事を誠心誠意行っていますが、それとは別に、仕事は自分の人生を幸せにするための一つの手段というくらいにとらえています。自分なりに仕事を楽しむことで、結果的に患者の喜びにもつながるのではないかと思っています。ひいては経営的に生産性が上がって、あとからお金がついてくるようなイメージを持っています。

幸福度ランキングで日本の順位を見るたびに思うのは、日本では幸せということに一種のアレルギー反応のようなものを持つ人が多いのではないかということです。幸せという言葉を口にしたり、自分が幸せになると考えたりするのがよくないとか、おこがましいとか、気恥ずかしいと感じる人が多いようです。まずはその思い込みを取っ払って、自分と自分の周りに幸せの循環をつくることを意識して実践すべきではないかと考えています。

「自分の幸せ」にもっと貪欲になっていい日本人

私は何度かタイに行ったことがあるのですが、いつもタイの人々の笑顔に惹《ひ》きつけられます。つくった笑顔ではない真の笑顔で、多くの人がとてもいい顔をしていると感じます。経済的には日本のほうが裕福なはずなのに、なぜそんな幸せそうな笑顔をするのか疑問に思っていました。

その理由を知りたいと思っていたら、偶然テレビ番組で「タイでは自分の幸せはどうやったら得られるかということを教育として学んでいる」と紹介していました。

「笑顔になったほうが幸せ」「何かを人にしてあげたほうが幸せ」といったことを子どものときから教育されているようです。

そのように、常に根本的な意味での自分の幸せを考えるという意識を持つことは非常に大事だと思っています。そんなタイの人と接していると、日本人はもっと自分の幸せに貪欲になっていいとつくづく思うのです。

例えば私のクリニックなら、スタッフが幸せを感じていれば、それは訪れる患者にも伝わり、「あのクリニックに行くとなんか心地がよい」「気持ちが明るくなる。ホッとする」などと感じられるようになると思います。患者ファーストは基本ですが、そのために疲れてしまうのでは本末転倒です。スタッフには、まずどうしたら楽しく仕事ができるかを自分なりに考えてほしいと常々話しています。私の場合は努力してスキルアップした自分にプライドを持つことで、楽しく仕事をしています。プライドを持つことは非常に重要で、それが苦手な人はこんなに頑張っているのに評価が低いなどと逆に不満を抱くことになりかねません（院長になると、当然ですが誰からも褒めてもらえず、プライドを持たなければやっていられないという現実もありますが……）。スタッフの中でもプライドを持つことが自然にできる人は、周りに左右されず幸福度を自らの力で高めることができるため、経営者の立場からみても安心感が生まれますし、ほかのスタッフからの人望も必然的に厚くなるものです。こうした前向きな意識がクリニックの中で浸透していくと、技術面とホスピタリティの双方において自ずと患者に好印象を持たれるようになります。そして患者から喜んでもらえることで、私たち医療従事者も仕事にさらにプライドや幸せを感じられるため、好循環のスパイラルが形成されます。

また、自分を幸せにするということを考えたとき、物事を見る視点も重要となります。

以前、眼科の大きな学会でも、「みる」を究《きわ》めるというテーマでさまざまな「もののみかた」に焦点が当てられました。

「視」生きていくために必要な視る＝健康
「見」意識して自らの判断で見る＝教育、知識
「診」医師の立場で診る＝医療
「看」患者の立場で看る＝人間性
「観」知識を元に疑問を持って観る＝研究、創造

「覧」広い視野で見渡すための覧る＝組織、地域

「みる」を専門としている私たち眼科医でも、この学会で改めて多様な側面を持つ「みる」を学びました。

人はさまざまなストレスが重なると極端に視野が狭まり、目の前にある幸せですら見落としやすくなるといわれています。そこで、普段から自分のことを空から見る、俯瞰《ふかん》する意識を持つと、視野は広がり気持ちに余裕ができてたいていの悩みはたいしたことないと感じ、ストレス自体が軽減されるはずです。目の前のトラブルの解決方法も思いつきやすくなるでしょう。

例えばあるスタッフがミスを連発し先輩に強く指摘され、ひどく落ち込み仕事が手につかなかったとします。この状況を俯瞰すると、同僚の負担が増え、生産性が落ち、本人のアップデートが止まっていることが分かります。俯瞰することによって、落ち込むことよりミスの起きた要因を探り、ミスを軽減させる方法を考えることのほうが、今するべき前向きな発想だと気づけます。

こうした積み重ねでミスが減っていき、仕事ができるようになっていきます。結果的に自分を幸せにできるうえ、周囲の信頼度も高まります。

私のクリニックが実際どうなのか、気になる方もいるかと思いますが、心配ご無用です。人は十人十色、仕事への意識もさまざまですので、なかなか理想どおりにはいきません。ただ、こうした意識を理念として掲げ続けることで、すぐに実現できなくても、内面では少しずつ共有されるものと信じて実践しています。

自分の望む見え方を実現できる時代

目を通して幸せになってもらうには、失明や視機能障害に至る病気の早期発見・早期治療に尽きると考えています。

それにはまず眼科検診を受けてもらうことが大前提になります。どんなに医療技術が進歩しても、患者が受診してくれなければ医師は何もできませんし、優れた医療技術も役立てようがありません。

失明率の高い緑内障や糖尿病網膜症そして加齢黄斑変性などにおいても、適切な時期に適切な治療を続けていれば、多くの失明を防いで生活に必要な視力を保つことができます。

白内障に関しては医療技術の発達した日本で失明することはありませんし、適切な時期に手術をすれば眼内レンズの選択肢が広がり、自分の望む見え方を実現しやすくなります。

人生100年時代の生涯を、先端医療を存分に活用し、自分の望む見え方で生き生きと暮らすことが可能になるのです。

眼科クリニックから発信する幸せのメッセージ

眼科に限らず医療機関に対して、いまだにやや入りにくいイメージがある方は多いかと思います。私は自分のクリニックをリニューアルする際、クリニック全体のイメージを石や木材を多く用いたホテルライクにし、音響も整え患者が滞在している間リラックスできる空間にしました。

目には細かい血管があり、ストレスを感じるとその血液循環に悪影響を及ぼすといわれています。目を治療するために来院した医療機関で、緊張やストレスを感じ目に悪影響を及ぼしたら本末転倒ですので、私のクリニックではできるだけ心身の緊張を解きほぐし、ゆったり過ごしてもらいたいと考えて、癒やしを与えられる設計にしました。

さらに、医療水準を高めることはもちろんですが、病気を治すだけのクリニックにはしたくないと考え、私のクリニックはパーパス（存在意義）に「医療を通し幸せを創造」を掲げ、理念としています。

文字どおり医療を通じて人々に幸せになってほしいという願いを込めているのですが、その幸せの対象は患者だけではありません。

患者の幸せはもちろん第一に考えていますが、私たちの医療を受け満足したり喜んだりする患者の様子から、私たちも幸せを分けてもらいます。そして私たちの幸せが次の患者につながり、医療における幸せの好循環が永続的に形成されることを願っています。もちろんそれには、私たち医療従事者が常にスキルアップを図り、接遇力向上に努めることが必要であることは言うまでもありません。まずは失明する人をできるだけ減らし、そのうえで求められる見え方にできるだけ近づけ、人生１００年時代を生涯満足できる見え方で過ごしてもらいたいと切に願っています。そのために眼科クリニックから、幸せを発信し続けていきたいと思っています。

おわりに

10年ほど前、私がクリニックで最初に「幸せ」について話し始めたとき、スタッフは一斉に引きました。ポカンとしたり、「先生、どうしちゃったの？」「何かの宗教？」と言いたげな様子だったりで、誰一人まともに話を聞いてくれなかったのを覚えています。

このように日本では「幸せ」という言葉を使うと、拒否反応やアレルギー反応を示されることが多いものと承知しています。おそらく大部分の人が、自分の幸せを真剣に考えたことがないのではないかと推察しています。

しかし、大切なことなので、私は話し続けています。年月が経つうちに、スタッフもさすがに最初の頃のような反応はしなくなり、少しずつ話を聞いてくれています。

単なる精神論や漠然とした話ではありません。例えばクリニック内で人間関係のもめごとが起きたときには、どのように修正・改善していけば双方が本質的に幸せになるかという視点で都度話し合います。ほかにも患者にとって、あるいはスタッフにとって「AとBだったらどっちが幸せなのか」といったことを議題に挙げて、その都度前向きな解決策を模索していきます。

日本人の幸せアレルギーのような反応は、実はけっこう根が深いのではないかと私は思っています。例えば自分のメンタルが不調のときや、仕事で問題を抱えたときに欧米人はためらわずに何かしらのカウンセリングを受けに行きます。これは自分を大切にして自分が幸せになる、幸せでいることに正面から向き合っている行動といえます。

日本では、すべて自分の中に溜め込むか、感情のままクレームをつけるか両極端の反応をする人が多い印象があります。

それが蓄積された先に前向きな未来はないと推察しています。

第三者に相談するのが億劫だったり、怖かったり、恥ずかしかったりするのも理由の一つと思われます。

このことは診療にも通ずることで、日本人の多くは何か体の悩みがあっても面倒、怖いという理由で受診をためらう傾向があると思います。

日々重症の患者と向き合っている医師の立場からすれば、受診せず病気が気づかぬうちに進行することのほうがよっぽど怖いことは自明なので、私たちの啓蒙不足を痛感させられます。

特に眼科の場合、検診を受けないことで失明に直結してしまうことがあり得るためなおさらです。

人生の幸せを手に入れるには、まずは検診からです。本書では、そのことを繰り返し述べてきました。本書をきっかけに自分の幸せのために検診を受けようと思ってもらえれば、それは私の大きな幸せにつながります。

私のクリニックでは「医療を通し幸せを創造」という理念を実現するために、次の3つを大切にしています。

①患者の喜びが私たち職員の幸せとなり、さらに良質な医療を創出する

②技術、接遇、環境、すべてにおいて真の医療を求めて「挑戦と進化」を続ける

③心と体、そして仕事に至るまで「セルフマネジメント」を実践し、自ら幸せを創造する

私たちの医療を通し患者に安心や喜びを感じてもらうことで、私たちは幸せを与えてもらい、より良質な医療を提供する、この好循環がホスピタリティの本質だととら

えています。

誰かに一方的に幸せを与えるのではなく、自分だけが幸せを享受するのでもなく、人との関わりの中で本質的な幸せは形成されるものだと考えています。

私のクリニックは創業70年を迎えますが、歴史だけでない、真の成熟した医療を目指しこれからも進んでいきます。

本書では目を通して私の考える幸せの仕組み「目カニズム」を伝えてきました。その中で、何かしら気づきがあったのなら、心からうれしく思います。

塚原正彦（つかはら　まさひこ）

1975年神奈川県横浜市生まれ
2004年昭和大学大学院修了
医学博士・日本眼科学会専門医
ICL認定医
ボトックス認定医
高濃度ビタミンC点滴療法認定医

本書についての
ご意見・ご感想はコチラ

幸せ目カニズム
眼科医が説く人生100年時代を健康に生きるための目の知識

2025年1月29日　第1刷発行

著　者　　塚原正彦
発行人　　久保田貴幸

発行元　　株式会社 幻冬舎メディアコンサルティング
〒151-0051　東京都渋谷区千駄ヶ谷4-9-7
電話　03-5411-6440（編集）

発売元　　株式会社 幻冬舎
〒151-0051　東京都渋谷区千駄ヶ谷4-9-7
電話　03-5411-6222（営業）

印刷・製本　中央精版印刷株式会社
装　丁　　秋庭祐貴

検印廃止

Printed in Japan
ISBN 978-4-344-93230-2 C0047
幻冬舎メディアコンサルティングＨＰ
https://www.gentosha-mc.com/